U0291993

基层中医药
适宜技术手册

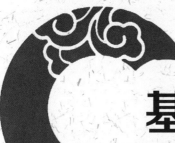

妇女分册

顾 问 江 帆
主 审 宋 莉 许宗余
主 编 张世琨 马 堃

人民卫生出版社
·北 京·

图书在版编目（CIP）数据

基层中医药适宜技术手册. 妇女分册/张世琨，马
堃主编. —— 北京：人民卫生出版社，2022.9
　　ISBN 978-7-117-33357-3

　　Ⅰ. ①基… Ⅱ. ①张… ②马… Ⅲ. ①中医妇科学 –
诊疗 – 技术手册　Ⅳ. ① R2-62

中国版本图书馆 CIP 数据核字（2022）第 128116 号

| 人卫智网 | www.ipmph.com | 医学教育、学术、考试、健康，购书智慧智能综合服务平台 |
| 人卫官网 | www.pmph.com | 人卫官方资讯发布平台 |

基层中医药适宜技术手册·妇女分册
Jiceng Zhongyiyao Shiyi Jishu Shouce·Funü Fence

主　　编：张世琨　马　堃
出版发行：人民卫生出版社（中继线 010-59780011）
地　　址：北京市朝阳区潘家园南里 19 号
邮　　编：100021
E - mail：pmph @ pmph.com
购书热线：010-59787592　010-59787584　010-65264830
印　　刷：三河市潮河印业有限公司
经　　销：新华书店
开　　本：710×1000　1/16　印张：14
字　　数：208 千字
版　　次：2022 年 9 月第 1 版
印　　次：2022 年 9 月第 1 次印刷
标准书号：ISBN 978-7-117-33357-3
定　　价：48.00 元

打击盗版举报电话：**010-59787491**　　**E-mail：WQ @ pmph.com**
质量问题联系电话：**010-59787234**　　**E-mail：zhiliang @ pmph.com**
数字融合服务电话：**4001118166**　　　**E-mail：zengzhi @ pmph.com**

编写委员会

顾 问 江 帆

主 审 宋 莉 许宗余

主 编 张世琨 马 堃

副主编 徐晓超 郭兰中

编 委（以姓氏笔画为序）

　　　马林纳 尹 炜 李 芊 李园园

　　　李佳妮 张 涵 蒋 俊

前言

　　祖国中医药,是中华民族的瑰宝,是上下五千年中华民族繁衍昌盛保健康的根。在新时代,中医药更要为妇女儿童健康保驾护航。

　　党中央国务院始终高度重视中医药工作,特别是党的十八大以来,把中医药的传承与发展列为国家战略,连续做出重要部署。今年3月,《"十四五"中医药发展规划》由国务院办公厅高规格印发,是历史上第一次,为中医药高质量发展规划了宏伟蓝图。今年4月,国家卫生健康委员会印发了《国家卫生健康委关于贯彻2021—2030年中国妇女儿童发展纲要的实施方案》,特别强调:要坚持防治结合、中西医并重等原则,推进妇幼中医药融合发展。要充分发挥中医药在妇女儿童预防保健和疾病诊疗中的独特作用,推动妇幼保健机构全面开展中医药服务,努力为群众提供"一站式"中西医结合医疗保健服务。推动中医药治未病与妇幼保健服务深度融合,组织开展小儿推拿、产后康复等中医药适宜技术和中成药用药培训。这些任务要求,都为妇幼中医药高质量发展指明了方向。全社会都应当为祖国中医药事业发展、为妇幼中医药适宜技术的传承应用做贡献!

　　妇幼健康研究会始终高度重视妇幼中医药工作,遵照江帆会长指示要求,在国家中医药管理局、国家卫生健康委妇幼健康司大力支持下,在全国第一个成立了"妇幼中医药发展专业委员会",设立"妇幼中医药科研项目",组织多次"妇幼中医药适宜技术公益培训班",倾情推进妇幼中医药事业发展。近年来为推进妇幼中医药适宜技术传承与应用开展了积极的工作,这本书见证了我们的热情和工作的足迹。

一是承担国家课题。从 2015 年开始,妇幼健康研究会先后承担了国家中医药管理局、国家卫生健康委妇幼健康司委托的研究课题,研究总结妇幼保健机构开展妇幼健康服务的成功模式——东阳模式,也使我们有机会了解到基层妇幼保健机构开展中医药服务的现况,并聚焦筛选了基层实用的妇幼中医药适宜技术。

二是了解基层需求。为扎实推进基层妇幼中医药发展,妇幼健康研究会于 2021 年先后在浙江省东阳市妇幼保健院、江苏省宿迁市中医院、广东省江门市妇幼保健院、河南省新密市妇幼保健院设立了第一批"全国妇幼中医药适宜技术研究培训基地",积极开展人才培养,特别是要为西部地区提供免费学习进修机会。妇幼健康研究会还对全国部分妇幼保健院组织了问卷调查。这些工作的实施,使我们更进一步了解到基层加快中医药适宜技术人才培养的强烈需求,也了解到群众对中医药适宜技术服务的渴望。

三是着手编写实用手册。中医药适宜技术对妇女儿童常见病多发病的预防、治疗、康复、保健都具有显著疗效,具有安全有效、成本低廉、简便易学的特点,应当在基层临床服务中发挥更大的作用。为满足基层需求,方便基层学习掌握中医药适宜技术,在承担研究课题的基础上,妇幼健康研究会着手编写了《基层妇女中医药适宜技术培训教材(试用版)》。书中引用多项中华中医药学会发布的相关标准及专家共识备注,使内容更具有先进性、权威性和规范性。

四是请权威专家审阅。在国家卫生健康委妇幼健康司和国家卫生健康委妇幼健康司妇女处领导关心支持下,我们将《基层妇女中医药适宜技术培训教材(试用版)》送请中国中医科学院马堃教授审阅通稿。马堃教授有着丰富的临床、教学和科研经验,在抗击疫情的紧张战斗中,克服困难,严谨负责,带领她的团队进行了认真的审阅和规范的修改，并充实增加了妇女保健中医药基础理论与知识、妇女保健常用中医药优势防治适宜技术以及部分妇女常见疾病中医药适宜技术等内容，使本书更加丰富。后经人民卫生出版社大力支持和协助，使这本书更加完善，最终形成呈现在读者面前的这本书:《基层中医药适宜技术手册·妇女分册》。

经过以上历程，使本书具有三个特点，就是"针对性强、实用性强、操作性强"。

本书分为两大部分，共十一章。第一部分为妇女保健中医药基础知识，共七章，主要对针灸、推拿、针刺、艾灸、拔罐以及其他常见中医药适宜技术概念、手法要求、临床应用等进行阐述。第二部分为妇女常见疾病中医药健康保健，共四章，分别为月经病、产后康复、妇科杂病和围绝经期综合征，主要介绍了妇女常见疾病的中医药优势防治适宜技术方法的操作前准备、操作方法与步骤、操作时间与疗程、注意事项、基本方药组成等内容，便于学习与临床实施参考。本手册重点在针刺、推拿、艾灸等十多种适宜技术方法，覆盖妇科相关疾病 42 个病种，具有参考性和实用性。本书力求通俗易懂，简便实用，科学准确，易于理解掌握，适用于基层医务人员的学习与指导临床应用。

本书并不追求"大而全"，我们就是想把"防治效果确切"的中医药适宜技术，编成一本"基层拿起来就能用"的实用手册，助力中医药服务妇女健康，助力国家中医药发展目标的实现。

由于学识水平有限，难免存在不足与疏漏之处，恳请各位同仁和广大读者不吝指正。我们将根据读者的宝贵意见不断修订完善。

在此，特别向国家中医药管理局、国家卫生健康委妇幼健康司、国家卫生健康委妇幼健康司妇女处各位领导和同志们长期以来的关心支持以及对本书的主审表示衷心感谢! 向所有为本书编写付出辛勤劳动、真情奉献的各位领导、专家和同志们表示衷心感谢! 向人民卫生出版社各位领导和工作人员的精心指导表示衷心感谢！本书是我们共同向党的二十大胜利召开的一份献礼！

愿本书能够得到读者的喜爱！

我们将继续努力，为祖国中医药传承发展、为妇女儿童健康、为健康中国建设、为第二个百年奋斗目标实现做出新的更大的贡献！

编　者

2022 年 4 月

目录

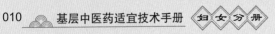

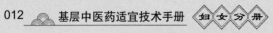

第一部分
妇女保健中医药基础知识

第一章 针灸基础知识

第一节 经络腧穴概述

经络腧穴是针灸的基础理论和核心内容,是学习针灸必须掌握的基本知识。

一、经络概述

经络是经脉和络脉的总称,是人体内运行气血、联络脏腑、沟通内外、贯穿上下的通路。经,有路径的含义。经脉贯通上下,沟通内外,是经络系统中的主干,深而在里。络,有网络的含义。络脉是经脉别出的分支,较经脉细小,纵横交错,遍布全身。络脉又包括浮络、孙络,浮而在表,难以计数。

(一)经络系统的组成

经络系统是由经脉和络脉组成的,其中经脉包括十二经脉、奇经八脉,以及附属于十二经脉的十二经别、十二经筋、十二皮部;络脉包括十五络脉和难以计数的浮络、孙络等。

1. 十二经脉 十二经脉是手三阴经(肺、心包、心)、手三阳经(大肠、三焦、小肠)、足三阳经(胃、胆、膀胱)、足三阴经(脾、肝、肾)的总称,是经络系统的主体,故又称为"正经"。

(1)十二经脉的名称:十二经脉的名称是根据手足、阴阳、脏腑来命名的。首先用手、足将十二经脉分成手六经和足六经。凡属六脏及行于肢体内侧的经脉为阴经,属六腑及循行于肢体外侧的经脉为阳经。根据阴阳消长变化的规律,阴阳又划分为三阴三阳,三阴为太阴、少阴、厥阴,三阳为阳明、太阳、少阳。按照上述命名规律,十二经脉的名称分别为手太阴肺经、手阳明大肠经、足阳明胃经、足太阴脾经、手少阴心经、手太阳小肠经、足太阳膀胱经、足少阴肾经、手厥阴心包经、手少阳三焦经、足少阳胆经、足厥阴肝经。

（2）十二经脉的分布规律：十二经脉左右对称地分布于人体体表的头面、躯干和四肢。正立姿势、两臂自然下垂、掌心向内、拇指向前为标准体位。十二经脉中六条阳经分布于四肢外侧和头面、躯干，其中上肢外侧的是手三阳经，下肢外侧的是足三阳经，其分布规律是阳明在前，少阳在中（侧），太阳在后。六条阴经分布于四肢内侧和胸腹，其中上肢内侧是手三阴经，下肢内侧是足三阴经。手三阴经的分布规律是太阴在前、厥阴在中、少阴在后。足三阴在内踝上8寸以下分布规律是厥阴在前、太阴在中、少阴在后，在内踝上8寸以上，太阴交出厥阴之前，分布规律为太阴在前、厥阴在中、少阴在后。

（3）十二经脉的属络表里关系：十二经脉在体内与脏腑相连属，脏腑有表里相合的关系，十二经脉之阴经与阳经亦有明确的脏腑属络和表里关系。阴经属脏络腑，阳经属腑络脏，阴阳配对，这样就在脏腑阴阳经脉之间形成了六组表里属络关系。如手太阴肺经属肺络大肠、与手阳明大肠经相表里；手阳明大肠经属大肠络肺，与手太阴肺经相表里。

（4）十二经脉的循行走向与交接规律：十二经脉的循行走向总的规律是手三阴经从胸走手，手三阳经从手走头，足三阳经从头走足，足三阴经从足走腹（胸）。

十二经脉循行交接规律具体如下：

1）相表里的阴经与阳经在手足末端交接：如手太阴肺经与手阳明大肠经交接于示指端。

2）同名的阳经与阳经在头面部交接：如手阳明大肠经与足阳明胃经交接于鼻旁。

3）相互衔接的阴经与阴经在胸中交接：如足太阴脾经与手少阴心经交接于心中。

（5）十二经脉的气血循环流注：十二经脉的气血流注从肺经开始逐经相传，至肝经而终，再由肝经复传于肺经，流注不已，从而构成了周而复始、如环无端的循环传注系统。

2. 奇经八脉　奇经八脉指别道奇行的经脉，包括督脉、任脉、冲脉、带脉、阴维脉、阳维脉、阴跷脉、阳跷脉共 8 条,故称奇经八脉。

奇经八脉中的督脉、任脉、冲脉起于胞中,同出于会阴后,别道而行,称为"一源三歧"。督脉循行于腰背正中,上至头面,诸阳经均与其交会,故有"阳脉之海"之称,可调节全身阳经经气。任脉循行于胸腹正中,上抵颏部,阴经多与其交会,故有"阴脉之海"之称,可调节全身阴经经气。冲脉与足少阴肾经并行,上至目下,并与足阳明胃经、督脉、任脉均有联系,有"十二经之海"之称,可涵蓄调节十二经气血,又称"血海"。带脉起于季胁,环腰一周,状如束带,有约束诸经的功能。阴维脉起于下肢内侧,上循腹胸,会任脉于颈,主一身之里。阳维脉起于下肢外侧,经胁肋,会督脉于项,主一身之表。二脉分别调节阴阳经脉之气,以维持阴阳经之间的协调与平衡。阴跷脉起于足跟内侧,随足少阴肾经上行,阳跷脉起于足跟外侧,伴足太阳膀胱经上行,会合于目内眦,共同调节肢体的运动和眼睑的开合功能。

奇经八脉的主要作用体现在两方面:其一,沟通十二经脉之间的联系,将部位相近、功能相似的经脉联系起来,起到统摄有关经脉气血、协调阴阳的作用;其二,对十二经脉气血有着蓄积和渗灌的调节作用。

奇经八脉中的任脉和督脉各有其所属的腧穴,故与十二经相提并论,合称十四经。其他六脉腧穴皆寄附于十二经脉和任、督二脉中。

3. 十五络脉　十二经脉和任脉、督脉各自别出一络,加上脾之大络,总计 15 条,称为十五络脉,分别以其所别出处的腧穴命名。

十二经脉别络在四肢肘膝关节以下本经络穴分出后,均走向其相表里的经脉。任脉的别络从鸠尾分出后,散布于腹部。督脉的别络从长强分出后,散布于头部,并走向背部两侧的足太阳经。脾的大络从大包穴散布于胸胁部。络脉中浮行于浅表部位的称为"浮络"。络脉最细小的分支称为"孙络",遍布全身,难以计数。

十二经脉别络加强了阴阳表里两经之间联系。任脉别络沟通了腹部的经气,督脉的别络沟通了背部的经气,脾之大络沟通了侧胸部的经气。孙络细小密布,输布气血,濡养全身。

4. 十二经别　十二经别是十二正经离入出合的别行部分,是正经深入体腔的支脉。

十二经别的循行分布具有离、入、出、合的特点,多从四肢肘膝关节附近正经别出(离),经过躯干深入体腔与相关的脏腑联系(入),再浅出体表上行头项部(出),在头项部,阳经经别合于本经的经脉,阴经的经别合于其相表里的阳经经脉(合),由此十二经别按阴阳表里关系汇合成六组,称为"六合"。

十二经别离、入、出、合的循行分布,有加强表里两经联系的作用,使十二经脉表里两经之间增加了联系,加强了脏腑之间联系,加强了十二经别与头部联系的作用,也扩大了阴经腧穴的主治作用。

5.十二经筋 十二经筋是十二经脉之气结、聚、散、络于筋肉关节的体系,是附属于十二经脉的筋肉系统。

十二经筋的循行分布与十二经脉体表通路基本一致,其循行走向均从四肢末端走向头身,行于体表,不入内脏,结聚于关节、骨骼部。

经筋的作用主要是约束骨骼,利于关节屈伸活动,以保持人体正常的运动功能。

6.十二皮部 十二皮部是十二经脉功能活动反映于体表的部位,也是络脉之气在皮肤所散布的部位。

十二皮部的分布区域,是以十二经脉体表的分布范围为依据的,是十二经脉在皮肤上分属的部位。

十二皮部居于人体最外层,与经络气血相通,是卫气散布之处,所以十二皮部是机体的卫外屏障,有保卫机体、抗御外邪和反映病证的作用。

(二)经络的生理功能和经络学说的临床运用

1.经络的生理功能

(1)联系脏腑、沟通内外:人体的五脏六腑、四肢百骸、五官九窍、皮肉筋骨等组织器官之所以能保持相对的协调与统一,完成正常的生理活动,是靠经络系统的联络沟通而实现的。经络中的经脉、经别与奇经八脉、十五络脉纵横交错,入里出表,通上达下,联系人体各脏腑组织;经筋、皮部联系肢体筋肉皮肤;细小的浮络和孙络联系人体各细微部分。这样,经络将人体联系成了一个有机的整体。

(2)运行气血、营养全身:气血是人体生命活动的物质基础,全身各组织器官只有得到气血的温养和濡润才能完成正常的生理功能。经络是人体气血运行的通道,能将营养物质输布到全身各组织脏器,使脏腑组织得以营养,筋骨得以濡润,关节得以通利。

（3）抗御病邪、保卫机体：营气行于脉中，卫气行于脉外。经络"行血气"而使营卫之气密布周身，在内和调于五脏，洒陈于六腑，在外抗御病邪，防止内侵。外邪侵犯人体由表及里，先从皮毛开始。若卫气充实于络脉，络脉散布于全身而密布于皮部，当外邪侵犯机体时，卫气首当其冲发挥抗御外邪、保卫机体的屏障作用。

2. 经络学说的临床应用

（1）说明病理变化：经络是人体通内达外的一个联络系统，在生理功能失调时，其又是病邪传注的途径。如在有些疾病的病理过程中，常可在经络循行通路上出现明显的压痛，或出现结节、条索状反应物等，以及相应部位皮肤出现色泽、形态、温度等变化。通过望色、循经触摸反应物和按压等，可推断疾病的病理状况。

（2）指导辨证归经：辨证归经是指通过分析患者的症状、体征以及相关部位发生的病理变化，确定疾病所在的经脉。辨证归经在经络学说指导下进行。如头痛一症，痛在前额者多与阳明经有关，痛在两侧者多与少阳经有关，痛在后项者多与太阳经有关，痛在颠顶者多与督脉、足厥阴经有关。这是根据头部经脉分布特点辨证归经。临床上还可根据所出现的证候，结合其所联系的脏腑，进行辨证归经。如咳嗽、鼻流清涕、胸闷，或胸外上方、上肢内侧前缘疼痛等与手太阴肺经有关；脘腹胀满、胁肋疼痛、食欲不振、嗳气吞酸等与足阳明胃经和足厥阴肝经有关。

（3）指导针灸治疗：针灸治病是通过针刺和艾灸等刺激体表经络腧穴，以疏通经气，调节人体脏腑气血功能，从而达到治疗疾病的目的。针灸临床通常根据经脉循行和主治特点进行循经取穴，如《四总穴歌》所载"肚腹三里留，腰背委中求，头项寻列缺，面口合谷收"就是循经取穴的具体体现。由于经络、脏腑与皮部有密切联系，故经络、脏腑的疾患可以用皮肤针叩刺皮部或皮内埋针进行治疗，如胃脘痛可用皮肤针叩刺中脘、胃俞穴，也可在该穴皮内埋针；经络闭阻、气血瘀滞，可以刺其络脉出血进行治疗，如目赤肿痛刺太阳穴出血，软组织挫伤在其损伤局部刺络拔罐等。经筋疾患，多因疾病在筋膜肌肉，表现为拘挛、强直、弛缓，可以"以痛为腧"，取其局部痛点或穴位进行针灸治疗。

二、腧穴

腧穴是人体脏腑经络之气输注于体表的特殊部位。腧,本写作"输",有转输、输注的含义;穴,即孔隙的意思,言经气所居之处。

人体的腧穴既是疾病的反应点,又是针灸的施术部位。腧穴与经络、脏腑、气血密切相关。针灸腧穴后,通过疏通经脉、调理气血,达到治疗疾病的目的。

(一)腧穴的分类

人体的腧穴总体上可归纳为十四经穴、奇穴、阿是穴 3 类。

1. 十四经穴　十四经穴是指具有固定的名称和位置,且归属于十四经脉(十二正经和任脉、督脉)系统的腧穴。这类腧穴具有主治本经病证的共同作用,简称"经穴"。十四经穴是腧穴的主要部分。

2. 奇穴　奇穴是指既有一定的名称又有明确的位置,但尚未归入或不便归入十四经脉系统的腧穴。这类腧穴对某些病证有特殊的治疗作用,又称"经外奇穴"。

3. 阿是穴　阿是穴是指既无固定名称,亦无固定位置,而是以压痛点、病变局部或其他反应点等作为针灸施术部位的一类腧穴,又称"天应穴""不定穴""压痛点"等。

(二)特定穴

特定穴是指十四经中具有特殊治疗作用,并按特定称号归类的腧穴。

1. 五输穴　十二经脉分布在肘、关节以下的井、荥、输、经、合穴,称"五输穴"。古人把经气在经脉中的运行比作自然界之水流,认为具有由小到大、由浅入深的特点。五输穴从四肢末端向肘膝方向依次排列。《灵枢·九针十二原》指出的"所出为井,所溜为荥,所注为输,所行为经,所入为合"是对五输穴经气流注特点的概括。

2. 原穴　脏腑原气输注、经过和留止于十二经脉四肢部的腧穴,称为原穴。阴经以输为原,阳经的原穴位于五输穴中的输穴之后。

3. 络穴　十五络脉从经脉分出处各有 1 个腧穴,称之为络穴,又称"十五络穴"。十二经脉的络穴位于四肢肘膝关节以下;任脉络穴鸠尾位于上腹部;督脉络穴长强位于尾骶部;脾之大络大包穴位于胸胁部。

4. 郄穴　十二经脉和奇经八脉中的阴跷、阳跷、阴维、阳维脉之经气深聚的部位称为"郄穴"。郄穴共有 16 个。

5. 背俞穴　脏腑之气输注于背腰部的腧穴,称为"背俞穴"。背俞穴均位于背腰部足太阳膀胱经第 1 侧线上,大体依脏腑位置的高低而上下排列,并分别冠以脏腑之名。

6. 募穴　脏腑之气汇聚于胸腹部的腧穴,称为"募穴"。募穴均位于胸腹部有关经脉上,其位置也与其相关脏腑所处部位相近。

7. 下合穴　六腑之气下合于足三阳经的六个穴,称为"下合穴"。其中胃、胆、膀胱的下合穴位于本经,大肠、小肠的下合穴位于胃经,三焦的下合穴位于膀胱经。

8. 八会穴　脏、腑、气、血、筋、脉、骨、髓等精气会聚的 8 个穴,称为八会穴。八会穴分散在躯干部和四肢部。

9. 八脉交会穴　十二经脉与奇经八脉之气相通的 8 个腧穴,称为"八脉交会穴"。八脉交会穴均位于腕踝部的上下。

10. 交会穴　两经或数经相交会的腧穴,称为"交会穴"。交会穴多分布于头面、躯干部。

第二节　腧穴定位方法

针灸临床中,取穴是否准确直接影响针灸的疗效。因此,针灸治疗强调准确取穴。为了准确取穴,必须掌握好腧穴的定位方法。常用的腧穴定位方法有以下 4 种。

一、体表解剖标志定位法

体表解剖标志定位法是以人体解剖学的各种体表标志为依据来确定腧穴位置的方法,又称自然标志定位法。

1. 固定的标志　指各部位由骨节、肌肉所形成的凸起、凹陷及五官轮廓、发际、指(趾)甲、乳头、肚脐等,是在自然姿势下可见的标志,可以借助这些标志确定腧穴的位置。如以足内踝尖为标志,在其上 3 寸、胫骨内侧缘后方定三阴交;以脐为标志,脐中即为神阙等。

2. 活动的标志　指各部的关节、肌肉、肌腱、皮肤随着活动而出现的空隙、凹陷、皱纹、尖端等，是在活动姿势下才会出现的标志。据此亦可确定腧穴的位置，如在耳屏与下颌关节之间，微张口呈凹陷处取听宫。

二、骨度分寸定位法

骨度分寸定位法，是指主要以骨节为标志，将两骨节之间的长度折量为一定的分寸，用以确定腧穴位置的方法。不论男女、老少、高矮、胖瘦，均可按一定的骨度分寸在其自身测量。

三、手指同身寸定位法

手指同身寸定位法，是指依据患者本人手指为尺寸折量标准来量取腧穴的定位方法，又称"指寸法"。常用的手指同身寸有以下 3 种：

1. 中指同身寸　以患者中指中节桡侧两端纹头（拇、中指屈曲成环形）之间的距离作为 1 寸。

2. 拇指同身寸　以患者拇指的指间关节的宽度作为 1 寸。

3. 横指同身寸　令患者将示指、中指、环指和小指并拢，以中指中节为标准其四指的宽度作为 3 寸。用横指同身寸量取腧穴，又名"一夫法"。

四、简便定位法

简便定位法是临床中一种简便易行的腧穴定位方法。如立正姿势，手臂自然下垂，其中指端在下肢所触及处为风市；两手虎口自然平直交叉，一手示指压在另一手腕后高骨的上方，其示指尽端到达处取列缺等。此法是一种辅助取穴方法。

第三节　腧穴主治规律

腧穴的治疗作用主要表现在三个方面，即近治作用、远治作用和特殊作用。

一、近治作用

近治作用，是指腧穴均具有治疗其所在部位局部及邻近组织、器官病证的作用。这是一切腧穴主治作用所具有的共同和最基本的特点,是"腧穴所在,主治所在"规律的体现。如眼区周围的睛明、承泣、攒竹、瞳子髎等经穴均能治眼疾;胃脘部周围的中脘、建里、梁门等经穴均能治疗胃痛;膝关节周围的鹤顶、膝眼等奇穴均能治疗膝关节疼痛;阿是穴均可治疗所在部位局部的病痛等。

二、远治作用

远治作用,是指腧穴具有治疗其远隔部位的脏腑、组织器官病证的作用。腧穴不仅能治疗局部病证,而且还有远治作用。十四经穴,尤其是十二经脉中位于四肢肘膝关节以下的经穴,远治作用尤为突出。如合谷穴不仅能治疗手部的局部病证,还能治疗本经所过处的颈部和头面部病证,这是"经脉所过,主治所及"规律的反映。

三、特殊作用

特殊作用,是指某些腧穴具有双向的良性调整作用和相对的特异治疗作用。所谓双向良性调整作用,是指同一腧穴对机体不同的病理状态,可以起到两种相反而有效的治疗作用。如腹泻时针天枢可止泻,便秘时针天枢可以通便;内关可治心动过缓,又可治疗心动过速;又如实验证明,针刺足三里既可使原来处于弛缓状态或处于较低兴奋状态的胃运动加强,又可使原来处于紧张或收缩亢进状态的胃运动减弱。此外,腧穴的治疗作用还具有相对的特异性,如大椎退热,至阴矫正胎位,阑尾治疗阑尾炎等。

第四节　常用腧穴

一、头面部腧穴

(一)头面部腧穴分布规律

头面部是同名的阳经与阳经的交接处,如手阳明大肠经和足阳明胃经于鼻旁交接,手太阳小肠经与足太阳膀胱经交接于目内眦,手少阳三焦经与足少阳胆经则于目外眦相通。因此,头面部分布的经脉主要是十二经脉中的阳经,包括手阳明大肠经、手太阳小肠经、手少阳三焦经、足阳明胃经、足太阳膀胱经、足少阳胆经,头前部、前额为手足阳明经,头侧部为手足少阳经,头后部为手足太阳经,头顶部、颠顶部为督脉、足厥阴经。奇经八脉中的任脉和督脉也直接与头面部相联系。

(二)头面部腧穴主治概要

1. 头面五官病证　头痛、眩晕、眼睑瞤动、近视、目翳、齿痛、咽喉肿痛、耳鸣耳聋等。

2. 神志病　癫狂、癔症等。

3. 腧穴所在部位的局部病证。

(三)头面部常用腧穴

头面部常用腧穴有印堂、素髎、水沟、承浆、攒竹、睛明、迎香、阳白、鱼腰、四白、地仓、丝竹空、瞳子髎、下关、颧髎、牵正、颊车等。

二、颈项部腧穴

(一)颈项部腧穴分布规律

颈项部是连接胸背部、上肢部与头部经脉的重要解剖位置,十二经脉中的阳经、督脉、任脉均经过颈项部,上达于头部。包括手阳明大肠经、手太阳小肠经、手少阳三焦经、足阳明胃经、足太阳膀胱经、足少阳胆经,奇经八脉中的任脉和督脉也循行于颈项部。其分布以颈前正中线(任脉)向后排序,第 1 条经脉是足阳明经,第 2 条经脉是手阳明经,第 3 条经脉是足少阳经,第 4 条是手少阳经,第 5 条是手太阳经,第 6 条是足太阳经。以上 6 条阳经在颈项部排列的次序相对显示为:阳明经在"前",少阳经在"中",太阳经在"后"。督脉则分布于项部后正中线上。

(二)颈项部腧穴主治概要

1. 神志病证　癫狂、言语謇涩、痫病、癔症等。

2. 头面五官病证　舌、咽喉、目、气管、头项、颈等部位疾病。

3. 腧穴所在部位局部病证。

(三)颈项部常用腧穴

颈项部常用腧穴有廉泉、天突、人迎、扶突、天鼎、翳风、安眠、风池、天柱、风府、哑门等。

三、胸腹部腧穴

（一）胸腹部腧穴分布规律

十二经脉中相互衔接的阴经与阴经在胸中交接,如足太阴脾经与手少阴心经于心中交接,足少阴肾经与手厥阴心包经在胸中交接,足厥阴肝经与手太阴肺经则在肺中交接。其中,足阳明胃经从头走足,循行经过胸腹部。因此,胸部主要分布的是十二经脉中的阴经以及足阳明胃经、任脉。经脉左右对称分布,胸部经脉循行从胸正中线(任脉)向外依次是足少阴肾经(胸正中线旁开2寸)、足阳明胃经(胸正中线旁开4寸)、足厥阴肝经(胸正中线旁开4寸)、足太阴脾经(胸正中线旁开6寸);腹部经脉循行从腹正中线(任脉)向外依次是足少阴肾经(腹正中线旁开0.5寸)、足阳明胃经(腹正中线旁开2寸)、足太阴脾经(腹正中线旁开4寸),足厥阴肝经的章门穴位于侧腹部,但是急脉穴是前正中线旁开2.5寸。

（二）胸腹部腧穴主治概要

1. 脏腑病证　心痛、心悸、怔忡、胸闷、黄疸、胸胁胀痛、呕逆、胃痛、腹痛、泄泻、便秘、呕吐等。

2. 神志病证　癫狂、痫病、癔症等。

3. 妇科病、前阴病　痛经、闭经、月经不调、遗精、阳痿、遗尿、小便不利等。

4. 腧穴所在部位局部病证。

（三）胸腹部常用腧穴

胸腹部常用腧穴有膻中、俞府、期门、中府、大包、巨阙、上脘、中脘、建里、下脘、神阙、气海、石门、关元、中极等。

四、腰背部腧穴

（一）腰背部腧穴分布规律

腰背部是足太阳膀胱经与督脉的循行处。足太阳膀胱经一条分支沿着肩胛骨内侧,夹脊柱旁,到达腰部;另一条分支从肩胛骨内侧左右分别下行,经肩胛骨内缘沿着脊柱下行。督脉,起始于躯干最下部的长强穴,沿着脊柱里面,上行至风府穴,进入脑部。因此,在分布上,足太阳膀胱经与督脉在腰背部并行,足太阳膀胱经从上往下循行,督脉从下往上循行。

(二)腰背部腧穴主治概要

1. 脏腑病证　心痛、心悸、怔忡、胸闷、黄疸、胸胁胀痛、呕逆、胃痛、腹痛、泄泻、便秘、呕吐等。

2. 腰背部病证　腰背部疼痛、麻木,腰椎病,腰肌劳损,急性腰扭伤等。

3. 腧穴所在部位局部病证。

(三)腰背部常用腧穴

腰背部常用腧穴有大椎、至阳、命门、腰阳关、腰俞、大杼、风门、肺俞、心俞、膈俞、肝俞、胆俞、脾俞、胃俞、肾俞、膀胱俞、次髎、膏肓、志室、秩边、肩井、天宗等。

五、上肢部腧穴

(一)上肢部腧穴分布规律

上肢部是相表里的手三阳经与手三阴经的交接处,如手太阴肺经与手阳明大肠经交于手指示指,手少阴心经与手太阳小肠经交于小指端,手厥阴心包经与手少阳三焦经交于环指。因此,上肢部分布的经脉主要是十二经脉中的手部的经脉,包括手太阴肺经、手厥阴心包经、手少阴心经、手阳明大肠经、手少阳三焦经、手太阳小肠经,分布显示为手背侧为手三阳经,分别为手阳明大肠经在前、手少阳三焦经在中、手太阳小肠经在后;手掌侧为手三阴经,分别为手太阴肺经在前、手厥阴心包经在中、手少阴心经在后。"手之三阴从脏走手,手之三阳从手走头",此为上肢部经脉的流注走向,因此上肢部腧穴不仅可治疗上肢部疾病,也可以治疗胸部以及头面部如眼病、咽喉部、热病等病。

(二)上肢部腧穴主治概要

1. 头面部疾病　头痛、齿痛、目痛、眩晕、癫狂、昏迷、项强、鼻衄、失眠、健忘、痴呆以及咽喉病。

2. 脏腑病证　心、肺系疾病,如咳嗽、气喘、胸痛、心悸等。

3. 腧穴所属经脉循行部位及其相应脏腑的病证。

(三)上肢部常用腧穴

上肢部常用腧穴有尺泽、孔最、列缺、太渊、鱼际、少商、曲泽、内关、中冲、极泉、通里、阴郄、神门、少冲等。

六、下肢部腧穴

（一）下肢部腧穴分布规律

下肢部是足三阳经与足三阴经的交接处，如足阳明胃经和足太阴脾经在足大趾交接，足太阳膀胱经与足少阴肾经于足小趾交接，足少阳胆经和足厥阴肝经则在足大趾外侧相同。因此，下肢部分布的穴位主要是足三阴经和足三阳经，包括足太阴脾经、足少阴肾经、足厥阴肝经、足阳明胃经、足太阳膀胱经、足少阳胆经。足三阴三阳经在下肢的分布规律与上肢基本一致，但足三阴经的排列略有不同。足厥阴、足太阴经脉在内踝上8寸的位置前后交叉，所以在内踝上8寸以下，足三阴从前到后的排列为足厥阴、足太阴、足少阴；而在内踝上8寸以上的排列则为足太阴、足厥阴、足少阴；足三阳经与手三阳经的分布规律一致，从前到后为足阳明、足少阳、足太阳经。

（二）下肢部腧穴主治概要

1. 下肢部病证　下肢麻木、不遂、疼痛、屈伸不利、肿胀，关节炎，关节积液，关节损伤，扭伤等。

2. 脏腑病证　脾胃、肾、肝胆疾病。胃痛、呕吐、呃逆、胸胁疼痛、黄疸、月经不调、遗精、阳痿等。

3. 腧穴所属经脉循行部位及其相应脏腑的病证。

（三）下肢部常用腧穴

下肢部常用腧穴有血海、阴陵泉、地机、三阴交、公孙、太白、隐白、曲泉、太冲、行间、大敦、复溜、照海、太溪、大钟、涌泉、梁丘、足三里、上巨虚、条口、丰隆、解溪、内庭、厉兑、环跳、风市、阳陵泉、光明、丘墟、足临泣等。

第二章　推拿基础知识

推拿是中医临床学科中的一门外治法,是中医学伟大宝库的重要组成部分。推拿防治疾病的手段主要是手法治疗和功法训练。手法治疗是指操作者用手或肢体的其他部位或借助一定的器具,在被操作者的体表做规范性的动作,以防病治病为目的的一种治疗方法;功法训练是根据推拿临床医疗的需要,由推拿医务人员指导患者进行功法训练,以巩固、延伸推拿治疗效果。本章重点介绍推拿手法的基本要求。

第一节　手法的基本要求

手法,是指按特定技巧和规范化动作在受治者体表操作,用于治疗疾病和保健强身的一种临床技能。以手法治病古称按摩,经过历史沿革又叫推拿,施术时一般用手,也可因需要而用除手以外的腕、臂、肘、膝、足等部位进行操作,甚至借助一定的工具,延伸手的功能进行操作,因以手操作较多,故名手法。以手法治疗疾病,其疗效的判定,在诊断、取穴及施治部位无误的情况下,关键取决于手法操作的准确性、应用熟练程度和功力的深浅。只有规范地掌握手法要领,操作娴熟并经过长期的功法训练和临床实践,才能极尽手法的运用之妙,正如《医宗金鉴·正骨心法要旨》所说:"一旦临证,机触于外,巧生于内,手随心转,法从手出。"

手法根据其适用部位、作用目的有不同分类,一般将作用于软组织,起到松解作用的手法称为松解类手法或基本手法;将适用于关节部位,起到整复错位效果的手法称为整复类手法或活动关节类手法。下面简要介绍两类手法的基本技术要求:

一、松解类手法基本技术要求

松解类手法种类较多,如一指禅推法、滚法、揉法、推法、摩法等。每一种手法都有其特定的技术要求,但一般认为,这类手法均须符合持久、有力、均匀、柔和、深透的基本技术要求,才能达到较好的临床效果。

(一)持久

所谓"持久"是指手法能够严格按照规定的技术要求和操作规范,持续操作足够的时间而不变形,保持动作的准确性和连贯性。不少推拿手法在临床应用的时候,需要操作较长的时间才能够取得较好的临床疗效,如果缺乏持久性,势必影响疗效。

(二)有力

所谓"有力"是指手法必须具备一定的力量,就是通常所说的基础力,同时还要具备一定的技巧力。同一个手法的操作,一般需要重复 3～5 遍,才能达到很好的累积效应。临床推拿手法在力的运用上,必须做到因人制宜、因证制宜。要根据治疗对象的年龄、性别、体质、施治部位、病证虚实来灵活掌握。如对老年人、儿童手法宜轻;对青壮年、肌肉丰厚处可用力稍重。基本原则就是既要保证有较好的临床治疗效果,又要避免发生不良反应,切忌使用暴力,以免造成医源性损伤。

(三)均匀

所谓"均匀"是指手法动作要有节奏,用力要平稳,速度不能时快时慢,幅度不可时大时小,用力不能时轻时重。

(四)柔和

所谓"柔和"是指手法动作的温柔灵活及力量的缓和,使手法轻而不浮,重而不滞,刚中有柔,刚柔相济。手法操作要具有较强的舒适感,动作要灵活,从容和缓,切忌暴力,动作变换自然流畅,毫无涩滞感。正如《医宗金鉴·正骨心法要旨》所说"法之所施,使患者不知其苦,方称为手法也",明确提出了手法柔和的重要性。

(五)深透

所谓"深透"是指"力"达到所要治疗的部(穴)位,也就是古人所指的"适达病所",只有掌握住持久、有力、均匀、柔和,才能保证深透。

以上松解类手法的基本要求,这几个方面是有机统一的,不是孤立的,临床运用,需灵活掌握,只有通过长期刻苦的训练和临床实践,才能够熟练掌握,得心应手。

二、整复类手法基本技术要求

由于关节软组织的保护作用,特别是在病理状况,错缝关节周围的肌肉、韧带等软组织多呈痉挛、紧张状态,给手法操作带来一定难度,如果强制暴力操作也会因之造成危险。因此,为了保证手法的安全性和有效性,整复类手法的操作应符合稳、准、巧、快的基本技术要求。

(一)稳

所谓"稳",是对整复类手法安全性方面的要求,强调在施行手法整复时,首先要考虑到安全问题,包括排除整复手法的禁忌证和具体手法的选择应用两个方面。就手法操作本身而言,应做到平稳自然、因势利导、避免生硬粗暴。

(二)准

所谓"准",是对整复类手法有效性方面的要求,强调进行关节整复时,一定要有针对性。首先必须具有明确的手法应用指标,即明确诊断,做到手法与病证相合;其次,在手法操作过程中,定位要准确,如施行拔伸类手法时,通过变换拔伸力的方向和作用点,可以使应力更好地集中于要整复的关节部位,而在施行脊柱旋转扳法时,则可以通过改变脊柱屈伸和旋转的角度以及手指的支点位置,使应力集中于需要整复的关节部位。

(三)巧

所谓"巧",是对整复类手法施力方面的要求,强调运用巧力以柔克刚,即所谓"四两拨千斤",不可使用蛮力、暴力。从力学角度分析,大多数整复类手法是运用了杠杆原理,因此,在施行关节整复类手法时,力的支点选择和力的组合运用十分重要,同时还要考虑到不同体位下的灵活变化,要尽可能地借患者自身之力以完成手法的操作,只有这样,才能符合"巧"的技术要求。

(四)快

所谓"快",是对整复类手法发力方面的要求,强调发力时要疾发疾收。

首先,需要对发力时机做出判断,主要依靠手下的感觉,一般在关节活动到极限位置而又没有明显阻力的时候发力;其次,操作者无论采用哪一个部位发力,一般都是运用自身的等长收缩方式进行,即所谓的"寸劲",极少有形体和关节大幅度的运动;另外,需要对发力时间和力的大小进行控制,不能过大过小。

以上四个方面的技术要求应贯穿于每一个整复手法操作的全过程,只有这样,才能确保手法的安全性和有效性。

第二节　推拿介质

推拿时,为了减少对皮肤的摩擦损害,或者为了借助某些药物的辅助作用,可在推拿部位的皮肤上涂些液体、膏剂或洒些粉末,这种液体、膏剂或粉末统称为推拿介质,也称推拿递质。推拿时应用介质,在我国有悠久的历史,如《圣济总录》载:"若疗伤寒以白膏摩体,手当千遍,药力乃行,则摩之用药,又不可不知也。"《景岳全书》载:"治发热便见腰痛者,以热麻油按痛处揉之可止。"本节主要介绍推拿介质的分类和选择。

一、介质的种类及作用

目前,推拿临床中运用的介质种类颇多,既有单方,也有复方,主要有药炭、药膏、药散、药酒、油、清水、姜汁等,现介绍几种较常用的介质。

1. 滑石粉　即医用滑石粉。有润滑皮肤的作用,一般在夏季常用,适用于各种病证,是临床上最常用的一种介质,在小儿推拿中运用最多。

2. 爽身粉　有润滑皮肤、吸汗、吸水的作用,质量较好的爽身粉可代替滑石粉应用,可用于多种病证。

3. 葱姜汁　由葱白和生姜捣碎取汁使用,亦可将葱白和生姜切片,浸泡于75%乙醇中使用,能加强温热散寒作用,常用于冬春季及小儿虚寒证。

4. 白酒　即食用白酒。适用于成人推拿,有活血祛风、散寒除湿、通经活络的作用,对发热患者尚有降温作用,一般用于急性扭挫伤。

5. 冬青膏　由冬青油、薄荷脑、凡士林和少许麝香配制而成,具有温经散寒和润滑作用,常用于治疗小儿虚寒性腹泻及软组织损伤。

6. 薄荷水　取5%薄荷脑5g,浸入75%医用乙醇100ml内配制而成。具有温经散寒、清凉解表、清利头目和润滑作用,常用于治疗小儿虚寒性腹泻以及软组织损伤,用于擦法、按揉法可加强透热效果。

7. 木香水　取少许木香,用开水浸泡后放凉去渣后使用,有行气、活血、止痛作用。常用于急性扭挫伤及肝气郁结所致的两胁疼痛等症。

8. 凉水　即食用洁净凉水。有清凉肌肤和退热作用,一般用于外感热证。

9. 红花油　由冬青油、红花、薄荷脑配制而成,有消肿止痛等作用。常用于急性或慢性软组织损伤。

10. 传导油　由玉树油、甘油、松节油、乙醇、蒸馏水等量配制而成。用时摇匀,有消肿止痛、祛风散寒作用,适用于软组织慢性劳损和痹证。

11. 麻油　即食用麻油。运用擦法时涂上少许麻油,可加强手法透热的作用而提高疗效,常用于刮痧疗法中。

12. 蛋清　将鸡蛋穿一小孔,取蛋清使用。有清凉去热、祛积消食作用。适用于小儿外感发热、消化不良等症。

13. 外用药酒　取当归尾30g、乳香20g、没药20g、血竭10g、马钱子20g、广木香10g、生地黄10g、桂枝30g、川草乌各20g、冰片1g。浸泡于高浓度白酒中,两周后使用。有行气活血、化瘀通络功效,适用于各种慢性软组织损伤、骨和软骨退行性病证。

二、介质的选择

1. 辨证选择　根据中医学理论进行辨证分型,依据证型的不同选择不同的介质。但总的来说可分为两大类,即寒热和虚实。寒证,用有温热散寒作用的介质,如葱姜水、冬青膏等;热证,用具有清凉退热作用的介质,如凉水、医用乙醇等;虚证,用具有滋补作用的介质,如药酒、冬青膏等;实证,用具有清、泻作用的介质,如蛋清、红花油、传导油等。其他证型可用一些中性介质,如滑石粉、爽身粉等,取其润滑皮肤作用。

2. 辨病选择　根据病情的不同,选择不同的介质。软组织损伤,如关节扭伤、腱鞘炎等选用活血化瘀、消肿止痛、透热性强的介质,如红花油、传导油、冬青膏等;小儿肌性斜颈选用润滑性能较强的滑石粉、爽身粉等;小儿发热选用具有物理退热功效的凉水、乙醇等。

3.根据年龄选择　成年人一般不论水剂、油剂、粉剂均可应用。老年人常用的介质有油剂和酒剂;小儿常用的介质有滑石粉、爽身粉、凉水、乙醇、薄荷水、葱姜汁、蛋清等。

第三章　推拿技术

一、一指禅推法

操作者用拇指指端或螺纹面着力,通过腕部的往返摆动,使产生的功力通过拇指持续不断地作用于受术部位上,称为一指禅推法。

(一)动作要领

1. 姿势放松　身体松静自然,取端坐或站立位(丁字步或八字步)练习,具体要求如下:

(1)沉肩:肩关节自然下沉,不耸肩用力,以腋下空松能容一拳为宜。

(2)垂肘:肘关节自然下垂,略低于腕部,肘部不要向外支起,亦不宜过度夹紧内收。

(3)悬腕:手掌自然悬屈,不可生硬用力。

(4)掌虚:手握虚拳,除大拇指外的其余四指及手掌都要放松,不可挺劲。

(5)指实:拇指指端或螺纹面着实吸定,不能离开体表或来回摩擦。

2. 动作自然　操作者前臂做主动摆动,带动腕部摆动,再带动拇指关节做屈伸运动。

3. 紧推慢移　操作时腕部摆动频率要快,一般控制在 120～160 次/min,手法移动时宜缓慢。

(二)临床应用

一指禅推法具有刺激量中等、接触面积小、深透性强的特点,临床适应于全身各部经络穴位,以"循经络、推穴道",治疗头痛、眩晕、咳嗽、胃痛、腹痛等内科病证见长。

二、搓法

操作者以第五掌指关节背侧吸附于体表施术部位,通过前臂的推旋运动和腕关节的屈伸运动,使手背在施术部位上做持续不断的来回往返滚动的手法称为搓法。

(一)动作要领

1. 姿势放松

(1)沉肩:肩部放松,不可耸肩,使上臂中部距离胸壁约一拳远。

(2)垂肘:肘部下垂,肘关节屈曲120°～140°。

(3)松腕:手腕放松,不可挺劲。

(4)舒指:掌指关节自然屈曲,五指自然收拢或散开,手如握蛋或呈半握状。

2. 着力部位　即搓法作用力的部位,为第五掌指关节尺侧缘至第三掌骨围成的三角形区域,大小占手背的1/3～2/5。

3. 吸定部位　即操作手动态吸附于受操作者表面的部位,为第五掌指关节背侧。

4. 分解动作　以肘关节为支点,前臂主动做推旋运动,带动腕关节屈伸;前臂外旋配合逐渐屈腕、前臂内旋配合逐渐伸腕,前后滚动形成搓法的复合动作。

5. 滚动幅度　滚动时幅度应控制在120°左右,即腕关节屈曲时向外滚动约80°,腕关节伸展时向内滚动约40°。

6. 滚三回一　前滚时主动用力,后滚时惯性回撤,前滚和回滚时着力轻重之比约为3:1。

7. 紧滚慢移　滚动频率要比较快,为120～160次/min,移动操作时宜缓慢。

(二)临床应用

搓法着力面积大,作用力深透,刺激量较大。适用于颈项、肩背、腰臀、四肢等肌肉丰厚处操作,在关节部位操作时常配合该关节的被动运动。临床上多用于治疗运动及神经系统疾病,为伤科、内科、妇科的常用手法。主要适于颈椎病、肩周炎、腰椎间盘突出症、半身不遂、高血压、糖尿病、痛经、月经不调等多种病证,也是常用的保健推拿手法之一。

> **附:㨰法衍化手法**
>
> 　　1. 指背㨰法　操作者手握空拳,用示、中、无名、小指四指的近侧指间关节凸起部分着力,附着于体表一定部位,腕部放松,通过腕关节做均匀的屈伸和前臂的前后往返摆动,使指背做小幅度的来回滚动,滚动幅度应控制在 90° 左右。
>
> 　　2. 前臂㨰法　操作者用前臂尺侧部着力进行滚动,动作要领与㨰法基本相同。操作时前臂旋转度较㨰法大,关节屈伸活动小,故作用力更大。

三、揉法

操作者用手指螺纹面、掌根、大鱼际或前臂等处着力,于一定部位或穴位上,带动该处的皮下组织做轻柔缓和的环旋揉动,称为揉法。

(一)动作要领

1. 肩臂放松,肘部自然弯曲,手腕放松,手指自然。

2. 以肩肘为支点,手臂主动摆动,带动着力部位环形揉动。

3. 压力轻柔适中,需带动皮下组织。

4. 节律均匀,频率为 120～160 次/min。

(二)临床应用

揉法和缓舒适,是常用的放松手法。其接触面可大可小,适用于胸腹部、胁肋部、头面部、腰部及四肢部,尤其多用于全身各穴位。揉法常配合按法,按揉穴位,治疗胃脘痛、颈椎病、软组织扭挫伤、骨折术后康复、头痛、近视等多种病证。

四、推法

操作者以指、掌或肘等着力于施术部位上,做单方向直线推移的手法,称为推法。

（一）动作要领

1. 紧贴体表　操作者以指掌等部位着力,采用适中压力使着力部位紧贴受术部位体表。

2. 直线推进　一般依据受术部位体表轮廓直线向前推进。

3. 压力均匀　推进过程中以重心移动或大关节部位带动着力部位,压力均匀一致。

4. 速度缓慢　推动的速度宜较慢。一般压力越大,摩擦力越大,速度就越慢。

（二）临床应用

推法具有通经活络、荡涤积滞的作用。指推法适用于全身各部位,常用于头面部、肩背部、胸腹部、腰臀部及四肢部;掌推法多用于肩背部、腰臀部及四肢肌肉较丰厚的部位;肘推法多用于体形肥胖者,或用于背脊部、腰臀部、大腿肌肉较丰厚的部位和脊柱两侧膀胱经。

五、摩法

操作者用指面或手掌面贴附在体表,以腕部连同前臂做环形的抚摩动作的手法,称为摩法。

（一）动作要领

1. 肘关节微屈,腕关节放松,做环形或直线往返摩动。

2. 摩动的速度、压力宜均匀,频率约 120 次/min。

3. 在人体操作时,不带动操作部位的皮下组织。

（二）临床应用

摩法轻柔舒适,刺激量小,是常用的保健推拿手法之一。具有镇静安神、疏肝理气、消郁散结、温中和胃的作用。其中,指摩法多用于颜面部,掌摩法多用于胸腹、胁肋部。可用于治疗腹胀、泄泻、便秘、消化不良、咳喘、月经不调、痛经、失眠、外伤肿痛等病证。

六、擦法

操作者用手掌大鱼际、小鱼际或全掌着力,稍用力下压紧贴于体表做直线往返摩擦运动的手法,称为擦法。

(一)动作要领

1. 操作时呼吸自然,腕关节伸直,使前臂与手接近相平。

2. 暴露局部皮肤,术手贴附体表。

3. 以肩关节为支点,上臂主动运动,蓄力于掌,直线往返摩擦,距离宜长。

4. 动作连贯,频率 100～120 次/min。

5. 压力均匀适中,以透热为度。

(二)临床应用

擦法具有温经散寒的作用,能治疗寒证。用于风寒外感,风湿痹痛,胃脘冷痛及肾阳虚所致的腰腿痛、小腹冷痛、月经不调等病证。其中,掌擦法多用于胸胁、腹部及肩背面积较大且较平坦的部位;大鱼际擦法多用于上肢、腰背、胸腹部;小鱼际擦法接触面积小,多用于腰骶、臀部及下肢部、肩背部。

七、搓法

操作者用双手掌面夹住受操作者肢体的一定部位,相对用力做方向相反的来回快速搓揉,并同时做上下往返移动的手法,称为搓法。

(一)动作要领

1. 操作者呼吸自然,双腿站稳,两臂伸开,掌心空虚。

2. 双掌夹持住患者上肢上部,引导其外展 45°～60°。

3. 以肘关节和肩关节为支点,前臂与上臂主动施力,做方向相反的快速搓动。搓动中含有擦、揉、摩等多种运动成分。

4. 搓时动作柔和,力量均匀,可做出搓揉、搓擦、搓摩等手法效果。

5. 紧搓慢移,搓动速度要快,移动速度宜缓慢。

(二)临床应用

搓法具有疏松肌筋、调和气血的作用,常作为推拿治疗的结束手法使用。可治疗肢体酸痛、关节活动不利及胸胁屏伤等病证。多用于四肢部、肩部、胁肋部及腰背部。

八、按法

操作者用指、掌或肘着力,逐渐用力按压体表一定的部位或穴位,按而留之的手法,称为按法。

(一)动作要领

1. 着力部位紧贴体表。

2. 垂直体表向下用力。

3. 以得气为度,持续片刻,逐渐撤力。

4. 重复 3～5 遍,力量由轻到重,要有缓慢的节奏性。

5. 操作结束时,应逐渐撤力,同时可配合揉法,形成按揉法。

(二)临床应用

按法刺激强而舒适,为临床上最为常用的治疗手法,具有补虚泻实的作用。可用于伤科、内科、妇科等多种疾病的治疗。其中,指按法用于全身各部位的经络穴位;掌按法用于腰背、胸腹等面积较大而平坦的部位;肘按法多用于臀、腰骶部等。

九、点法

操作者以指端或关节凸起部位持续点压施术部位或穴位的手法,称为点法。

(一)动作要领

1. 取穴宜准。

2. 着力部位垂直向下用力。

3. 用力由轻渐重,以产生强烈的得气感为度。

4. 持续 5～10s,点后缓慢撤力,可轻揉局部。

(二)临床应用

点法刺激量大,具有较强的通经止痛作用,主要用于各种痛证。常用于全身各部穴位及关节骨缝处。

十、捏法

操作者用拇指和示、中两指或拇指和其余四指指面相对用力,做对称性的挤捏动作,称为捏法。

(一)动作要领

1.操作时肩臂要放松,腕要灵活,要求手指面对合用力。

2.挤捏动作要均匀而柔和,移动宜缓慢并循序往返。

3.动作要连贯且有节奏。

(二)临床应用

捏法刺激量柔和,是常用的放松手法,具有舒松肌筋的作用,属于动法中的静态手法。适用于颈项部和四肢部,常配合其他手法治疗风湿痹痛、颈椎病、疲劳性四肢酸痛及头晕、头痛等病证。

十一、拿法

操作者用拇指和示、中两指,或用拇指和其余四指指面相对用力,做一紧一松的对称性捏提动作,称为拿法。

(一)动作要领

1.操作时肩臂要放松,腕要灵活,要求手指面的对合用力。

2.拿法动作中含捏、提、揉,即先挤捏,再在挤捏的基础上提拉,最后揉捏放松,须将三者有机结合。

3.用力由轻到重,再由重到轻。

4.动作要连贯且有节奏。

(二)临床应用

拿法刺激量较强,具有舒经通络、行气活血、缓解痉挛、消除疲劳等作用,是临床常用的治疗与放松手法。可用于颈椎病、肩周炎、肢体麻木及头痛、外感风寒等病证。

十二、拨法

操作者用手指面深按于穴位或一定部位上,适当用力做与肌纤维方向垂直的单方向或往返拨动的手法,称为拨法。

(一)动作要领

1.拇指伸直,以指端着力于施术部位,其余四指对应助力。

2.拇指用力下压至一定深度,有轻微酸胀感时,再做与软组织成垂直方向的拨动。

3. 用力由轻而重,实而不浮。

4. 频率均匀适中。

5. 可配合揉法,组成揉拨复合手法。

6. 可双拇指同时操作或叠指操作。

(二)临床应用

拨法属于中重度刺激手法,常用于经络穴位上的肌束、肌腱、韧带等条索状软组织。具有解痉止痛、解除粘连的作用,用于治疗局部软组织粘连等病证。

十三、抖法

操作者以双手或单手握住受操作者肢体远端做快速、连续、小幅度的上下或左右抖动,使关节、肌肉有松动感的手法,称为抖法。

(一)动作要领

1. 双手或单手握住患者手、腕或踝部。

2. 抖上肢时将上肢向前外抬高 60°,抖下肢时将下肢抬高 15°～30°。

3. 手臂同时施力,做快速地连续抖动。抖动时使力量持续不断地由远端传递到近端。

4. 抖动的幅度要小,频率要快,抖上肢幅度 2～3cm,频率约 200 次 /min,下肢幅度较大,频率约 100 次 /min。

(二)临床应用

抖法轻快柔和,具有舒筋活络、滑利关节的功效,临床上常与搓法配合作为治疗的结束手法。适用于四肢部,常用于治疗上肢筋伤、肩关节周围炎、神经根型颈椎病、急性腰扭伤、腰椎间盘突出症等。

十四、振法

操作者以指或掌着力于受操作者一定部位,做高频率、小幅度振动的手法,称为振法。

（一）动作要领

1. 呼吸自然，指或掌紧贴于体表穴位上。

2. 前臂和手部的肌肉做主动静止性用力，功力集中于指端或手掌上，使振动感持续不断地传递到体内。

3. 动作持续连贯，操作时振动频率要快，维持在 400 次 /min 以上。

（二）临床应用

振法是内功推拿流派的代表性治疗手法，具有温补、通调的作用，多用于阳虚气弱、经络不通之证，常用于治疗内科病证。

十五、拍法

操作者用手指指面或虚掌拍打受操作者体表的手法，称为拍法。

（一）动作要领

1. 操作时，肩、肘要放松。

2. 掌拍时，手指自然并拢，掌指关节微屈，使掌心形成一个空凹，即虚掌，以虚掌面着力；指拍时，以手指面着力。

3. 拍时以肘腕的屈伸运动发力，用力轻巧而有弹性，动作协调灵活。

4. 有节奏，频率 80～160 次 /min。

5. 拍打操作时如直接接触皮肤，以皮肤轻度充血发红为度。

（二）临床应用

拍法刺激量可轻可重，多作为治疗结束前的整理手法，具有疏通经络、宣泄邪气的作用。既能疏散肌表经脉阻塞之病气，又能宣泄五脏六腑郁闭之邪气，消除疲劳，振奋精神。

十六、击法

操作者用拳背、掌根、掌侧小鱼际、指尖或桑枝棒等击打受操作者体表一定部位或穴位的手法，称为击法。

（一）动作要领

1. 操作者以不同着力部位或手型着力击打受操作者体表。

2. 用力快速而短暂，刚中有柔，速度均匀而有节奏。

（二）临床应用

击法刺激量适中,常在治疗结束时应用。其中,指尖击法常用于头面、胸腹部;拳背击法常用于大椎及腰骶部;拳底击法常用于肩背部;掌根击法常用于头顶、腰臀及四肢部;单掌及合掌侧击法常用于腰背及四肢部。

十七、摇法

操作者使受操作者关节做被动的环转运动的手法,称为摇法。

（一）动作要领

1.操作者一手握住受操作者关节近端以固定肢体,另一手握住关节的远端以运动关节。

2.嘱受操作者放松、操作者带动受操作者关节远端做环转摇动。

3.摇转的动作宜缓慢,幅度由小到大,并控制在正常生理许可范围或受操作者对疼痛能耐受范围内进行。

4.一般顺时针、逆时针摇转操作各半。

（二）临床应用

摇法重在活动关节,属被动导引手法,具有改善关节运动功能的作用。适用于颈椎、腰椎及四肢各关节。用于治疗颈椎病、肩关节周围炎及关节强直、屈伸不利、运动功能障碍等病证。

十八、扳法

操作者用双手向同一方向或相反方向瞬间用力,使关节做被动的伸展、屈曲或旋转扳动的手法,称为扳法。

（一）动作要领

1.操作者一手作用于受术关节近端,另一手作用于关节远端。

2.先使受术关节做屈伸、展收或旋转的放松运动。

3.将受术关节保持在弹性阻力位短暂停留。

4.再做突发性的、稍增加幅度的、可控制的扳动。

5.扳动时发力必须果断而迅速,用力要稳,动作轻巧,发力要快,收力及时。

（二）临床应用

扳法为理筋整复手法，具有舒筋活络、滑利关节、松解粘连、整复错缝的作用，能整复小关节错位、松解软组织粘连。适用于颈项、胸腰及四肢关节等部位，用于治疗颈椎、胸椎、腰椎及骶髂关节错位、四肢关节功能障碍等病证。

十九、拔伸法

操作者应用对抗力量对受操作者关节或肢体进行牵拉，使关节伸展的手法，称为拔伸法。

（一）动作要领

1. 操作时，动作要平稳柔和。

2. 用力要均匀而持续，力量应由小到大，逐渐增力。

3. 要根据不同的部位，适当控制拔伸力量和方向，一般沿肢体的纵轴方向进行拔伸。

（二）临床应用

本法具有整复错位、矫正畸形、增大关节间隙、减轻压迫刺激的作用。常用于扭错的肌腱和移位关节的整复过程中拉开关节间隙或松解关节周围粘连，使关节功能恢复。

二十、按揉法

由按法和揉法复合而成的手法称为按揉法。

（一）动作要领

1. 按法和揉法有机结合，做到按中含揉，揉中寓按。

2. 按揉并重，施力不可失之偏颇。

3. 动作要有节奏性。

（二）临床应用

按揉法刚柔并济，作用舒适，易被人接受。具有加强按法效应、消除按后不适的作用。

二十一、牵抖法

由拔伸法与抖法复合而成的手法称为牵抖法。

(一)动作要领

1. 牵抖法要将牵引力同抖动力有机地结合起来。先拔伸,在减缓牵引力后,行较大幅度的抖动。

2. 在持续拔伸未减力之前不可进行抖动,亦不可在完全撤去拔伸力的情况下抖动。

3. 操作时操作者自然呼吸,不可屏气。

(二)临床应用

牵抖法具有滑利关节、松解粘连和理筋整复的作用,适用于肩关节周围炎、髋部伤筋、急性腰扭伤、腰椎后关节功能紊乱、腰椎间盘突出症等病证。

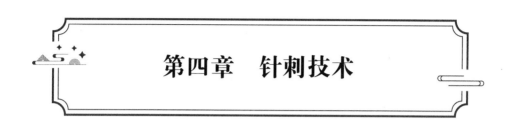

第四章　针刺技术

第一节　毫针技术

毫针起源于古代"九针",为"九针"之一,针体纤细精巧,适用于全身穴位,是临床应用最为广泛的一种针具。因此,毫针刺法是针灸临床最基本的技术。

毫针基本操作方法包括毫针的持针、进针、行针、留针、出针等。每一种方法,都有严格的操作规程和明确的目的要求,其中以针刺的术式、手法、刺激量、得气等关键性技术尤为重要。毫针法是各种针法的基础,是针灸操作者必需的基本方法和操作技能。

一、毫针的结构和规格

毫针一般是用金属制成的,其中最常用的是不锈钢为制针材料的针具。不锈钢毫针的特点为针体挺直滑利,具有较高的强度和韧性,能耐热、防锈,不易被腐蚀,故目前被临床广泛采用。此外,也有用其他金属制作的毫针,如金针、银针,其传热、导电性能虽优于不锈钢针,但针身较粗,针体强度和韧性不如不锈钢针适中,并且价格昂贵,除特殊需要外,一般临床较少应用。

毫针的结构分为针尖、针身、针根、针柄、针尾5部分。针尖是针身的尖端锋利部分,亦称针芒,是毫针刺入腧穴的关键部分;针身是针尖至针柄间的主体部分,又称针体,是毫针刺入腧穴内相应深度的主要部分;针根是针身与针柄分界的部分,是观察针身刺入腧穴深度和提插幅度的标志;针柄是针根至针尾的部分,也是操作者操作捏持的部位;针尾是针的末端部分。

毫针的不同规格主要以针身的直径和长度区分。临床一般以直径为 0.32～0.38mm（30～28 号）和长短为 25～75mm（1～3 寸）为常用。短毫针主要用于肌肉浅薄部位的腧穴或在浅刺时应用。长毫针多用于肌肉丰厚部位的腧穴或在深刺时应用。毫针的粗细与针刺的刺激强度有关，供因人、因时及辨证施治时选用。

目前按照国家标准的要求，临床使用一次性无菌针灸针，使用前要注意检查包装及有效期，确保所使用的针具在有效期内，包装完好者方可使用。如发现包装有破损或超过有效期等不合格者，应予剔除。

为确保针刺操作顺利进行，针刺前，应对拟选用的毫针进行检查。检查时主要注意：针尖应端正不偏，形如"松针"，尖面不锐，圆而不钝，无毛钩；针身应光滑挺直，圆正匀称，富有弹性，无弯曲、折痕、斑剥、锈痕；针根应牢固，无剥蚀、损伤及毛刺；针柄的金属丝应缠绕均匀、牢固而无松动或断丝。

二、毫针的选择

临床治疗中应根据患者的具体情况，选择不同规格的毫针。一般考虑以下因素：男性、体壮、形胖、病变部位较深者，可选较粗、稍长的毫针；反之，若女性、体弱、形瘦、病变部位较浅者，就应选用稍短、较细的毫针。腧穴所在部位皮薄肉少，针刺宜浅，宜选短而细的毫针；若所选腧穴处于皮厚肉多的部位，针刺较深，则宜选用针身稍长、稍粗的毫针。所选毫针的针身应稍长于针刺腧穴预计到达的深度，保证部分针身露于皮肤之外。如应刺入 1 寸时，可选用 1.5～2 寸的毫针。总之，选择适宜毫针是保证取效的基本条件。

三、患者的体位

接受针刺治疗的过程中，患者体位选择是否合适，对腧穴的正确定位，针刺的施术操作，持久的留针，以及防止晕针、滞针、弯针，甚至折针等针刺意外的发生具有重要意义。对部分重症和体质虚弱，或精神紧张、畏惧针刺的患者，其体位选择尤为重要。

指导患者确定针刺时的体位,应以操作者能够正确取穴、便于施术,患者感到舒适安稳,并能持久保持为原则。临床常用体位有以下 6 种,根据患者治疗需要选择:

1. 仰卧位 头面胸腹朝上平躺在治疗床上,四肢自然伸直平放。适宜头、面、胸、腹部和四肢部选穴治疗时选用。

2. 侧卧位 侧卧于治疗床上,四肢自然屈曲。适宜于身体侧面少阳经和上、下肢部选穴治疗时选用。

3. 俯卧位 俯卧于治疗床上,头面胸腹朝下,上肢可做环抱状置于下颌或额头下,下肢自然平伸。适宜于头、项、脊背、腰骶部和下肢后侧及上肢部选穴治疗时选用。

4. 仰靠坐位 背靠坐在治疗椅上,头仰起靠于椅背。适宜于前额、颜面和颈前等部选穴治疗时选用。

5. 俯伏坐位 伏坐在治疗椅上,头自然低俯平靠于椅背。适宜于后枕部和项、背部选穴治疗时选用。

6. 侧伏坐位 坐在治疗椅上,头侧伏于治疗床或椅背上,同侧上肢当放在头部下。适宜于头部颞侧、面颊及耳前后部选穴治疗时选用。

除上述常用体位外,临床上也可根据某些腧穴的取穴及特殊针针刺要求而选取其他的体位。同一患者同次治疗,应尽可能选用一种体位。如因治疗需要和某些腧穴定位的要求而必须采用不同体位时,可根据患者的体质、病情等具体情况灵活掌握。对初诊、精神紧张或年老、体弱、病重的患者,尽量采取卧位,以防止患者感到紧张或疲劳,甚至发生晕针现象。

四、毫针基本操作技术

(一)进针法

进针法是指将毫针刺入腧穴的操作方法。操作时,一般是双手协调,紧密配合。临床上一般以右手持针操作,以拇指、示指、中指夹持针柄,其状如持毛笔,将针刺入穴位,称为"刺手";左手爪切按压所刺部位或辅助固定针身,故称为"押手"。

临床常用进针方法有以下 3 种:

1. 单手进针法 多用于较短毫针的进针,指仅运用刺手将针刺入穴位的方法。用刺手拇、示指持针,中指指端紧靠穴位,指腹抵住针身中部,当拇、示指向下用力时,中指也顺势屈曲,将针刺入,直至所需的深度。

2. 双手进针法　指刺手与押手相互配合,将针刺入穴位的方法。常用的双手进针法有以下:

(1)指切进针法:又称爪切进针法。用押手拇指或示指指端切按在腧穴皮肤上,刺手持针紧靠押手切按腧穴的手指指甲边缘刺入腧穴,此法适用于短针的进针。

(2)夹持进针法:又称骈指进针法。即用押手拇、示二指持捏无菌干棉球夹住针身下端,将针尖固定在腧穴的皮肤表面,刺手向下捻动针柄,押手同时向下用力,将针刺入腧穴,此法适用于长针的进针。

(3)舒张进针法:用押手示、中二指或拇、示二指将腧穴处的皮肤向两侧撑开,使之绷紧,刺手持针,使针从押手示、中二指或拇、示二指的中间刺入,此法主要用于皮肤松弛部位的腧穴。

(4)提捏进针法:用押手拇、示二指将腧穴部位的皮肤提起,刺手持针从提捏皮肤的上端将针刺入,此法主要用于印堂穴等皮肉浅薄部位的腧穴。

临床上应根据腧穴所在部位的解剖特点、针刺深浅和手法要求,灵活选用以上各种进针法,使进针顺利并减轻患者的疼痛。

3. 针管进针法　指利用针管将针刺入穴位的方法。针管可用玻璃、塑料或金属等材质制成,长度比毫针短3分左右。针管的直径大于针尾直径或宽度,以不阻碍针尾顺利通过。使用时,先将针插入针管内,针尖与针管下端平齐,置于腧穴上,针管上端露出针柄3分左右。押手持针管,用刺手示指叩打或用中指弹击针尾,即可使针刺入皮肤,然后退出针管,再将针刺入腧穴内达到所需要的深度,也可用安装弹簧的特制进针器进针。此法进针痛感轻,适用于儿童和畏针者。

(二)针刺的方向、角度和深度

掌握正确的针刺方向、角度和深度,是针刺获得良好针感、提高疗效、防止针刺意外的关键。同一腧穴,选择不同的方向、角度、深度,将会产生不同的针感、感传方向和治疗效果。针刺的方向、角度和深度,应根据腧穴所在位置、患者体质、病情需要和针刺手法等实际情况,灵活使用。

1. 方向　针刺的方向是指进时针尖的朝向,一般依经脉循行的方向、腧穴部位和治疗需要而确定。

(1)经脉循行方向:根据经脉循行走向,或顺经而刺,或逆经而刺,以达到疏通经气、提高疗效的目的。

(2)腧穴部位特点:根据不同腧穴部位的特点,选择某些特定针朝方向,才能保证治疗效果和针刺安全。如针刺哑门穴时,针尖应朝向下颌方向;针刺某些背部腧穴时,针尖应朝向脊柱方向等。

(3)临床治疗需要:根据临床治疗需要,针刺时针尖朝向病所,促使针刺感应达到病变部位,通过气至病所以增强治疗效果。

2. 角度　针刺的角度是指进针时针身与皮肤表面所形成的夹角,它是根据腧穴所处部位和操作者针刺目的而确定的。一般分为以下 3 种角度:

(1)直刺:指针身与皮肤表面成 90° 夹角垂直刺入体内。此法适用于人体大部分腧穴。

(2)斜刺:指针身与皮肤表面成 45° 夹角左右刺入体内。此法用于肌肉浅薄处或腧穴下方有重要脏器,或不宜直刺、深刺的腧穴。

(3)平刺:又称横刺、沿皮刺,指针身与皮肤表面成 15° 夹角左右或以更小的角度刺入体内。此法适用于皮薄肉少部位的腧穴,如头部、胸胁部的腧穴等。

3. 深度　针刺的深度是指针身刺入腧穴内的深浅度。确定针刺深度以保证针刺安全,取得合适针感为原则。临床应用中,各腧穴的针刺深度需结合患者的体质、年龄、病情、部位等情况调整。

年老体迈,小儿幼弱,均不宜深刺;中青年身强体壮者,可适当深刺。形瘦体弱者,宜浅刺;形胖体强者,可深刺。阳证、新病者,宜浅刺;阴证、久病者,可深刺。头面、胸背及皮薄肉少处腧穴,宜浅刺;四肢、臀、腹及肌肉丰厚处腧穴,可深刺。

此外,不同季节对针刺深浅的要求也不同,一般遵循“春夏宜刺浅,秋冬宜刺深”的原则。

透穴刺法是将针刺方向、角度和深度有机结合,从一个腧穴刺向另一个腧穴的特殊针刺方法。腧穴确定后,将针尖朝向欲透刺的腧穴方向,将针刺入腧穴,针下得气后,再将针刺向并抵达另一个腧穴。透刺形式可分为直透、横透和斜透;根据透刺腧穴,又可分为本经穴透刺、表里经穴透刺、相邻经穴透刺等。

针刺的角度和深度关系极为密切。一般情况下,深刺多用直刺,浅刺多用斜刺、平刺。

五、行针手法

行针亦称运针,是指毫针刺入腧穴后,为使患者产生针刺感应,或进一步调整针感的强弱,以及使针感向某一方向扩散、传导而采取的操作方法。行针手法包括基本手法和辅助手法。

(一)基本手法

行针的基本手法包括提插法和捻转法。临床施术时这两者既可单独应用,又可配合使用。

1. 提插法　是指将毫针刺入腧穴一定深度后,施以上提下插的操作手法。使针体由深层进入浅层为提,将针体由浅层刺入深层为插。如此反复行针做上下纵向运动,就构成了提插法。

提插幅度的大小、层次的变化、频率的快慢和操作时间的长短,应根据患者的体质、病情、腧穴部位和针刺目的等灵活掌握。提插法操作时指力要均匀,幅度不宜过大,一般以 0.3～0.5 寸为宜,频率不宜过快,每分钟 60 次左右,保持针身垂直,行针时不改变针刺方向、角度。

2. 捻转法　是指将毫针刺入腧穴一定深度后,施以逆时针或顺时针捻转动作,使针在腧穴内来回转动的行针手法。捻转角度的大小、频率的快慢、时间的长短等,需根据患者的体质、病情、腧穴部位和针刺目的等灵活掌握。捻转法操作时指力要均匀,角度要适度,旋转角度一般在 180°～360°,不能单向捻针,以免针体被肌纤维缠绕,引起针刺部位疼痛或滞针而使出针困难。

(二)辅助手法

行针的辅助手法是行针基本手法的补充,是以促使得气和加强针刺感应为目的的操作手法。临床常用的行针辅助手法有以下 6 种:

1. 循法　是指针刺后在留针过程中,操作者用手指顺着经脉的循行路线,在针刺腧穴的上下部位轻柔循按、叩击的方法。此法能推动气血运行、激发经气,促使针后得气。

2. 弹法　是指针刺后在留针过程中,操作者以手指轻弹针尾或针柄,使针体微微振动的方法。此法有催气、行气、加强针感的作用。

3. 刮法　是指毫针刺入一定深度后以拇指或示指的指腹抵住针尾,用示指或中指或拇指指甲,由下而上或由上而下频频刮动针柄的方法。本法在针刺不得气时可激发经气,如已得气者可以加强针感的传导和扩散。

4. 摇法　是指毫针刺入一定深度后,操作者手持针柄,将针轻轻摇动的方法。其法有二:一是直立针身而摇,以加强得气的感应;二是卧倒针身而摇,使经气向一定方向传导。

5. 飞法　毫针刺入一定深度后,操作者用刺手拇、示指捏持针柄,微微用力数次,然后张开两指,一搓一放,反复数次,状如飞鸟展翅,故称飞法。本法具有催气、行气、增强针感的作用。

6. 震颤法　是指毫针刺入一定深度后,操作者刺手持针柄,用小幅度、快频率的提插手法,使针身轻微震颤的方法。本法可促使针下得气,增强针刺感应。

毫针行针手法以提插、捻转为基本操作方法,根据临证情况,选用相应的辅助手法。刮法、弹法适用于不宜施行大幅度捻转的腧穴;飞法可应用于某些肌肉丰厚部位的腧穴;摇法、震颤法可用于肌肉较为浅薄部位的腧穴。通过各种行针手法的运用,促使针后气至或加强针刺感应,以起到疏通经络、调和气血、防治疾病的作用。

六、得气

得气,古称"气至",今又称"针感",是指毫针刺入腧穴一定深度后,施以各种行针手法,使针刺部位获得经气感应。针下是否得气,可从患者的感觉和操作者指下的体会两个方面分析判断。当针刺得气时,患者感觉针刺部位有酸、麻、沉、胀等反应,有时出现热、凉、痒、痛、抽、蚁行等反应,有时出现沿着一定的方向和部位传导、扩散等现象。操作者通过刺手能体会到针下沉紧、涩滞或针体颤动等反应。若针刺后未得气,患者往往无任何特殊感觉或反应,操作者亦感觉到针下空松、虚滑。

是否得气及得气迟速,是针刺治疗能否获得疗效的关键。临床上一般是得气迅速时,起效较快;得气迟缓时,起效较慢;若不得气时,则疗效较差。

得气是施行补泻手法的基础和前提。只有在得气的基础上施行补泻手法,才可能取得预期的效果。得气与否以及得气迟速,还可协助判断病情轻重和预后。除了人体因素,一般来说得气速者,病情较为轻浅,预后较佳;得气慢甚至久久不能得气者,病情较重,预后欠佳。

影响得气的因素主要包括操作者、患者和环境因素三个方面。取穴不准确,针刺方向、角度及深浅失度,或手法运用不当等,均可影响得气的产生。患者体质虚弱、病久体虚、正气虚惫,以致经气不足,或因其他病因,感觉迟钝、丧失则不易得气。一般情况下,气候寒冷、阴雨潮湿,不易得气;气候温暖、天气晴朗,较易得气。

七、毫针补泻手法

施行一定的针刺手法目的是补虚泻实。针刺补泻是通过针刺腧穴,运用一定的手法激发经气以鼓舞正气、疏泄病邪而防治疾病的方法。针刺补泻的基础是患者不同的功能状态和疾病性质:针刺补法鼓舞人体正气,使低下的功能恢复旺盛;针刺泻法可疏泄邪气,使亢进的功能恢复正常。毫针补泻手法是实现针刺补泻最主要的手段和方法,可分为单式补泻手法和复式补泻手法。

(一)单式补泻手法

1. 捻转补泻　针刺得气后,拇指向前用力重,向后用力轻者为补法;拇指向后用力重,向前用力轻者为泻法。

2. 提插补泻　针刺得气后,先浅后深,重插轻提,以下插用力为主者为补法;先深后浅,轻插重提,以上提用力为主者为泻法。

3. 徐疾补泻　进针时缓慢刺入,快速出针者为补法;进针时快速刺入,缓慢出针者为泻法。

4. 迎随补泻　进针时针尖顺着经脉循行方向刺入为补法,针尖逆着经脉循行方向刺入为泻法。

5. 呼吸补泻　在患者呼气时进针,吸气时出针为补法;在患者吸气时进针,呼气时出针为泻法。

6. 开阖补泻　出针后迅速按闭针孔为补法;出针时摇大针孔而不按为泻法。

7. 平补平泻　进针得气后均匀地提插、捻转,即为平补平泻。

在上述单式补泻手法中,捻转补泻和提插补泻是基本的补泻手法。

(二)复式补泻手法

1. 烧山火　为复式热补手法。将腧穴的可刺深度分为浅、中、深三层(天、人、地三部),先浅后深,每层各做紧按慢提(或用捻转补法)九数,然后退回至浅层,称为一度。如此反复操作数度,再将针按至深层留针。操作中可配合呼吸补泻中的补法,出针时按压针孔。临床适用于治疗顽麻冷痹、虚寒性疾病等。

2. 透天凉　为复式凉泻手法。针刺入后直插深层,按深、中、浅的顺序,在每一层中紧提慢按(或用捻转泻法)六数,称为一度。如此反复操作数度,将针紧提至浅层留针。在操作中可配合呼吸补泻中的泻法,出针时摇大针孔而不按压。临床适用于治疗热痹、急性痈肿等实热性疾病。

(三)影响针刺补泻效应的因素

1. 患者的功能状态　患者的机体状态不同,针刺产生的调整作用(即补泻效果)也不同。患者处于正虚状态时,针刺可以起到扶正补虚作用,若患者处于虚脱状态时,针刺还可以起到回阳固脱作用;当患者处于邪盛状态时,针刺可以起到祛邪泻实作用。如针刺百会可以治疗头痛,对于实证患者,可以发挥息风定眩、镇静安神的作用;对于虚证患者,可以达到升举阳气、益髓补脑的效果。临床实践和实验研究表明,针刺时的机体功能状态,是影响针刺补泻效果的主要因素。

2. 腧穴作用的相对特异性　腧穴的主治功用,不仅具有普遍性,而且具有相对特异性。人体不少腧穴,如关元、气海、命门、膏肓等,能鼓舞人体正气,促使功能旺盛,具有强壮作用,适宜于补虚;也有很多腧穴,如人中、委中、十宣等穴,能疏泄病邪,抑制人体功能亢进,具有祛邪作用,适应于泻实。当施行针刺补泻时,应结合腧穴作用的相对特异性,以便取得较好的针刺补泻效果。

3. 针刺手法的选择和运用　针刺补泻手法是促使机体虚实状态转化的主要手段。依据患者虚实的性质和程度,选择适宜的补泻手法并恰当运用,才能达到预期的目的。若针刺补泻手法选择或运用不当,将影响针刺治疗效果,甚或产生不良后果。

八、留针与出针

(一)留针

毫针刺入腧穴并施行手法后,将针留置于腧穴内,称为留针。留针的目的是强化针刺的作用和便于继续行针施术。常规留针时间为15～30min。留针期间若不再施行任何手法,称为静留针;若施行一定的催气、行气和补泻手法,称为动留针。在临床实践中,是否留针及留针时间长短应根据患者具体病情而定,灵活掌握。

(二)出针

出针又称起针、退针。在施行针刺手法或留针达到针刺治疗目的后,即可出针。出针的方法,一般是以押手持无菌干棉球轻轻按压于针刺部位,刺手持针做小幅度捻转,并随势将针慢提至皮下(不可用力过猛)静留片刻然后出针。出针后,除特殊需要外,都要用无菌干棉球轻压针孔片刻,以防出血,也可减轻疼痛。当针退出后,要仔细查看针孔是否出血,询问针刺部位有无不适感,核对针数有无遗漏,还应注意观察患者有无针后不适感或延迟晕针现象。

九、针刺异常情况的处理和预防

毫针刺法虽然比较安全,但如操作违反规程,疏忽大意,或针刺手法不当,对针刺部位解剖结构缺乏全面了解,有时也会出现一些异常情况。常见有以下8种:

(一)晕针

晕针是指在针刺过程中患者发生的晕厥现象。

1. 症状 患者突然出现精神疲倦,头晕目眩,面色苍白,恶心欲吐,多汗,心慌,四肢发冷,血压下降等现象,重者神志不清,仆倒在地,唇甲青紫,二便失禁,脉细微欲绝,甚至晕厥。

2. 原因 患者体质虚弱,精神紧张,或疲劳、饥饿、大汗出、泄泻、大量失血之后,或体位不当,或操作者在针刺时手法过重,或治疗室环境不良等因素均可能引起晕针。

3. 处理　立即停止针刺,将针全部拔出。让患者平卧,松开衣带,注意保暖。轻者仰卧休息片刻,予饮温开水或糖水即可恢复;重者症状持续不解,可选人中、内关、足三里等穴针刺或指压,或灸百会、关元、气海等穴;若仍不省人事,要及时配合其他治疗或采用急救措施。

4. 预防　对初次接受针刺治疗的患者或精神过度紧张、身体虚弱者,应先做好解释,消除其对针刺的顾虑。治疗室内温度适宜,为患者选择舒适持久的体位,初次接受针刺者最好采用卧位。选穴精专,手法要轻。饥饿、疲劳、大渴的患者,应先嘱咐进食、休息、饮水,片刻后再予针刺。操作者在针刺操作过程中要精神专一,注意观察患者的反应,询问患者的感觉,发现患者有不适反应等晕针先兆,应及早采取处理措施,防患于未然。

(二)滞针

滞针是指在行针过程中,操作者感觉针下涩滞,捻转、提插、出针均感困难,患者感觉针下疼痛明显的现象。

1. 表现　毫针在腧穴内捻转、提插、出针均感困难,若勉强捻转、提插时,则患者疼痛明显,不能耐受。

2. 原因　患者精神紧张导致肌肉处于紧张状态,当针刺入腧穴后,局部肌肉强烈收缩形成滞针;或行针时向单方向捻针太过,导致肌肉纤维缠绕针体而成滞针。滞留过程中如患者改变体位,留针时间过长,也可导致滞针。

3. 处理　若患者精神紧张导致局部肌肉过度收缩,可稍延长留针时间,或循按滞针腧穴周围皮肤,叩弹针柄,或在滞针腧穴附近选点再刺一针,以宣散局部气血、缓解肌肉的紧张;若行针时单向捻针导致者,可向相反方向捻针,并用刮法、弹法,直至缠绕的肌纤维松解,即可消除滞针。

4. 预防　对精神紧张者,应先做好解释工作,消除其顾虑,使患者身心放松;为患者选择合适的针刺体位,确定合理的留针时间;行针时应避免单向捻转,以防肌纤维缠绕针身而发生滞针现象。

(三)弯针

弯针是指毫针刺入腧穴后,针身在体内弯曲的现象,轻者形成钝角弯曲,重者形成直角弯曲。

1. 表现　毫针针体改变了进针或留针时的方向和角度,提插、捻转涩滞,出针困难,甚至无法出针,患者感觉疼痛明显。

2. 原因　操作者进针手法不熟练,用力过猛,针尖碰到坚硬的组织器官,或患者在针刺或留针时改变针刺体位,或针柄受到外力压迫、碰击等,均可造成弯针。

3. 处理　出现弯针后,不可再进行提插、捻转等手法操作。如为轻微弯曲,应慢慢将针起出;如针体弯曲角度过大,应顺着弯曲方向将针起出;如弯曲不止一处,应据针柄扭转倾斜的方向,逐步分段退出;若因患者改变体位所致,应使患者慢慢恢复原体位,待局部肌肉放松后,再将针缓缓起出。禁止强行拔针,以免使针身折断于患者体内。

4. 预防　操作者进针手法要熟练,指力要均匀并要避免进针用力过猛。体位选择要适当,在留针过程中,患者不要随意变动体位,注意保护针刺部位,针柄不得受外物硬碰和压迫。

（四）断针

断针又称折针,是指针身折断于患者体内。

1. 表现　行针时或出针后发现针身折断,其断端部分针身浮露于皮外,或断端全部没入皮下。

2. 原因　针具质量欠佳,针身或针根有损伤剥蚀,进针前未对毫针细致检查;针刺时将针身全部刺入腧穴,行针时用力过猛,提插、捻转刺激肌肉发生猛烈收缩;或弯针、滞针未能及时正确处理等。

3. 处理　操作者应沉着冷静,安抚患者。患者切勿改变原有体位,以防毫针断端向肌肉深部移行。若针身断端显露于皮外,可用手指或镊子将残端找出,若断端与皮肤相平,可用押手拇、示二指垂直向下挤压针孔两旁皮肤,使断针暴露于皮外,用镊子将针取出;若断针完全没入皮下,应采用外科手术方法将针取出。

4. 预防　针刺前应仔细检查针具,尤其是针根,对不符合质量要求的针具应剔除。推广使用一次性针具,避免针具重复消毒及多次使用造成针具损坏而带来风险;避免行针手法过猛、过强。在行针或留针时,应嘱患者不要随意改变体位;针刺时应保留部分针身在体外;在进针、行针过程中,如发现弯针时,应立即出针,切不可强行刺入或行针;对于滞针、弯针等异常情况应及时正确地处理,不可强行出针。

（五）血肿

血肿是指针刺部位皮下出血引起肿痛的现象。

1.表现　出针后,针刺部位肿胀疼痛,继则皮下出现片状青紫色瘀斑。

2.原因　刺伤血管,引起出血。

3.处理　若微量的皮下出血而呈现局部小块青紫时,一般不必处理,可以自行消退。若局部肿胀疼痛剧烈,青紫面积大而且影响到活动功能时,24h内可先做冷敷以止血,24h后再做热敷或在局部施以按揉手法,以促使瘀血消散吸收。

4.预防　仔细检查针具,熟悉人体解剖结构,避开血管针刺;血管丰富区域针刺时手法要轻柔;出针后立即用无菌干棉球在局部按压,以促进止血,防止出血。

（六）刺伤内脏

刺伤内脏指由于针刺的角度和深度不当,造成内脏损伤。

1.气胸

（1）表现:轻者出现胸闷、心慌,呼吸不畅,严重者可见呼吸困难、唇甲发绀、出汗、血压下降等症状。体检时,可见患侧胸胁部间隙变宽,严重者气管可向健侧移位。肺脏叩诊过清音,听诊时呼吸音明显减弱或消失。有部分患者针刺当时并无明显异常,起针数小时后才逐渐出现胸闷、呼吸困难等症状。

（2）原因:由于针刺胸、背、腋、胁、缺盆等部位腧穴时,角度不当,刺入过深,伤及肺脏,引起创伤性气胸。

（3）处理:一旦发生气胸,应立即起针,并让患者采取半卧位休息,切勿翻转体位,并安慰患者以消除其紧张恐惧心理。气胸量少者,可自行吸收。操作者要密切观察患者反应,及时对症处理。一般给予镇咳、抗感染等治疗。根据气胸的轻重程度,给予休养观察或胸腔穿刺抽气及其他治疗。对气胸严重者需及时组织抢救。

（4）预防:针刺前为患者选择合适体位。在针刺过程中,操作者聚精会神,严格掌握进针的角度、深度,避免伤及肺脏。

2. 刺伤其他内脏

（1）表现：一般会出现疼痛和出血症状。刺伤肝、脾，可引起内出血，肝区或脾区疼痛，有的可向背部放射；若出血量过大，会出现腹痛，腹肌紧张，并有压痛及反跳痛等急腹症症状。刺伤心脏时，轻者可出现强烈刺痛，重者有剧烈疼痛，引起心外射血，导致休克等危重情况。刺伤肾脏，可出现腰痛、血尿，严重时血压下降、休克。刺伤胆囊、膀胱、胃、肠等空腔脏器时，可引起疼痛，甚至急腹症等症状。

（2）原因：操作者对腧穴部位、脏器等人体解剖结构不熟悉，因针刺角度不当、针刺过深，或提插幅度过大，造成相应的内脏损伤。

（3）处理：轻者，卧床休息一段时间后，一般即可自愈。如损伤较重，或有继续出血倾向者，应用止血药等对症处理。若损伤严重，出血较多，出现失血性休克时，则必须迅速进行输血等急救或外科手术治疗。

（4）预防：熟悉人体解剖结构，明确腧穴下重要脏器组织的位置关系。针刺胸腹、背部的腧穴时，掌握好针刺方向、角度、深度，行针幅度不宜过大。

（七）刺伤脑脊髓

刺伤脑脊髓是指由于针刺过深造成脑及脊髓的损伤。

1. 表现　误伤延髓时，可出现头痛、恶心、呕吐、呼吸困难、休克和神志不清等。如刺伤脊髓，可出现触电样感觉向肢端放射，严重者会引起暂时性肢体瘫痪，甚至危及生命。

2. 原因　针刺风池、风府等项部腧穴时，若针刺的方向及深度不当，容易伤及延髓，造成脑组织损伤，严重者出现脑出血、脑水肿，引发脑疝等严重后果；针刺胸段上腰段棘突间腧穴时，若针刺过深，或手法太强，可误伤脊髓。

3. 处理　及时出针。轻者需安静休息，经过一段时间后，可自行恢复。重者请神经外科及时抢救。

4. 预防　针刺头项及背腰部腧穴时，注意掌握正确的针刺角度和方向，不宜大幅度提插，禁深刺。

（八）外周神经损伤

外周神经损伤是指针刺操作不当造成相应的外周神经损伤。

1. 表现　针刺损伤神经后,多出现麻木、灼痛等症状,甚至出现神经分布区域及所支配脏器的功能障碍或末梢神经炎等症状。

2. 原因　针刺选用较粗针具,或使用强刺激手法,出现触电感后仍大幅度提插行针。

3. 处理　勿继续提插捻转,应缓慢出针,做相应处理。可应用 B 族维生素类等。

4. 药物治疗　如在相应经络腧穴上用 B 族维生素类药物针剂穴位注射,严重者可根据病情需要进行治疗。

5. 预防　针刺神经干附近穴位时,手法宜轻;出现触电感时,不可再使用强刺激手法。

第二节　电针技术

电针技术是在毫针针刺得气基础上,应用电针仪输出脉冲电流,通过毫针作用于人体一定部位,利用针和电两种刺激相结合以防治疾病的一种针刺方法。临床上常用于各种慢性疾病及神经系统疾病。

一、电针仪器

电针仪为能够输出脉冲电流,并满足电针治疗要求的电子仪器,包括主机、电极线、电源适配器等附件。目前我国普遍使用的电针仪器都是属于脉冲发生器类型。

二、操作方法

(一)电针选穴

1. 选穴时可按传统针灸理论,循经选穴或辨证选穴　每次治疗须选取 2 个穴位以上,即主穴配用相应的辅助穴位,一般多选同侧肢体的 1～3 对穴位为宜。

2. 按神经分布选穴

(1)头面部:听会、翳风(面神经分布区);下关、阳白、四白、夹承浆(三叉神经分布区)。

（2）上肢部：颈6～7夹脊穴、天鼎（臂丛神经分布区）；青灵、小海（尺神经分布区）；手五里、曲池（桡神经分布区）；曲泽、郄门（正中神经分布区）。

（3）下肢部：环跳、殷门（坐骨神经分布区）；委中（胫神经分布区）；阳陵泉（腓总神经分布区）；神门（股神经分布区）。

（4）腰骶部：气海俞（腰神经分布区）；八髎（骶神经分布区）。

也可用阿是穴作为电针刺激点。

3. 根据受损部位选穴

（1）面神经麻痹：取听会或翳风为主穴，额部配阳白，颧部配颧髎，口角配地仓，眼睑配瞳子髎。

（2）上肢瘫痪：以天鼎或缺盆为主穴，三角肌配肩髎或臑上，肱三头肌配臑会，肱二头肌配天府；屈腕和伸指肌以曲池为主，配手五里或四渎。

（3）下肢瘫痪：股前部以冲门或外阴廉为主，加配髀关或箕门；臀、腿后部以环跳或秩边为主，小腿后面配委中，小腿外侧配阳陵泉。

（二）电针操作

使用电针仪前，先把强度调节旋钮调至"0"位，针刺穴位得气后，再将电针仪上每对输出的两个电极分别连接在两根毫针针柄上，一般将同一对输出电极连接在身体的同侧。然后打开电源开关，选好波型，调节刺激量旋钮，慢慢调高至所需的电流量，使之出现酸胀热或刺麻等感觉以及局部肌肉节律性收缩。通电时间一般为5～20min，如在通电过程中感觉减弱，可适当加大输出电流量或暂时断电1～2min后再行通电。治疗结束时，先将强度调节旋钮调至"0"位，取下导线，再关闭电源，最后按一般起针方法将针取出。

1. 波形的选择

（1）疏密波：疏密波是疏波、密波自动交替出现的一种波形。其动力作用较大，治疗时兴奋效应占优势，可增加代谢，促进气血循环，改善组织营养，消除炎性水肿。常用于扭挫伤、肩关节周围炎、坐骨神经痛、面瘫、肌无力、局部冻伤等。

（2）断续波：断续波是有节律地时断、时续自动出现的一种波形。其动力作用颇强，能提高肌肉组织的兴奋性，对横纹肌有良好的刺激收缩作用。

常用于治疗痿证、瘫痪等。

（3）连续波：亦叫可调波，是单个脉冲采用不同方式组合而形成的波形。其兴奋作用较为明显，刺激作用强，常用于治疗痿证和各种肌肉关节、韧带、肌腱的损伤等。

2. 电针强度　当电流开到一定强度时，患者有麻、刺感，这时的电流强度称为"感觉阈"。如电流强度再稍增加，患者会突然产生刺痛感，能引起疼痛感觉的电流强度称为电流的"痛阈"。一般情况下在感觉阈和痛阈之间的电流强度，是治疗最适宜的刺激强度。脉冲电流的"痛阈"强度因人而异，在各种病态情况下差异也较大，一般应以患者能耐受的强度为宜。

三、适用范围

电针的适用范围和毫针刺法基本相同，可广泛应用于内、外、妇、儿、五官、骨伤等各种疾病，如头痛、三叉神经痛、坐骨神经痛、牙痛、痛经、面神经麻痹、视神经萎缩、多发性神经炎、肢体瘫痪、神经衰弱、精神分裂症、痫病、骨关节病变、脏腑疾患等，并可用于针刺麻醉。

四、注意事项

1. 每次治疗前，检查电针仪输出是否正常。治疗后，须将输出调节电钮等全部退至零位，随后关闭电源，撤去导线。

2. 电针感应强，通电后会产生肌收缩，故需事先告诉患者，让其思想上有所准备，以便能更好地配合治疗。电针刺激强度应逐渐从小到大，不要突然加强，以免出现晕厥、弯针、断针等异常现象。

3. 在头针左右两侧对称的穴位上使用电针，如出现一侧感觉过强，这时可以将左右输出电极对换。对换后，如果原感觉强的变弱，而弱的变强，则由于电针器输出电流的性能所致；如果无变化，则由于针刺在不同的解剖部位而引起。

五、禁忌证

1. 心脏附近应避免使用电针，特别对患有严重心脏病者，更应注意避免电流回路经过心脏；不横跨脊髓及心脏通电，以防损伤脊髓甚至发生脊髓休克。

2.对于精神患者的治疗,因其不能自述针感、易躁动,应注意避免使用电针。

3.垂危患者、孕妇,以及过度劳累、饥饿、醉酒者。

附:经皮穴位电刺激

经皮穴位电刺激技术是以经络理论为指导,在穴位表面通以接近人体生物电的微量电流来防治疾病的技术,是经皮神经电刺激结合针灸穴位的一种新疗法。

一、仪器

具有具体刺激频率可调可视功能的经皮穴位电刺激仪、不干胶电极片。

二、操作方法

(一)穴位选择

根据针灸理论,循经或辨证选穴或根据神经肌肉解剖分布选穴。

(二)操作方法

首先检查经皮穴位电刺激仪能正常工作,选取穴位后常规消毒,然后将两对输出电极(带有直径为 2～3cm 的不干胶电极片)分别粘贴连接所选穴位。经皮穴位电刺激仪按"ON/OFF"键开机,选择相应输出频率,调整至所需治疗时间,流量输出从无到有、由小到大,慢慢调高至所需电流量。

刺激强度根据患者病情及病变部位而定,以受刺激局部肌肉轻微跳动、患者能耐受为度。当患者对电流量刺激产生耐受时,需及时调整电流刺激量。每次治疗时间一般为 30min。

三、注意事项

1.对心前区、眼区、颈前区的穴位电刺激要慎重,避免强电刺激。

2.皮肤电极下出现局部皮肤红肿反应,要及时减小电量或暂停使用。

3.治疗前,各调节旋钮要调至最低位置;治疗过程中,要逐渐加大电量,切忌先大后小或忽大忽小,使患者难以接受。

4.禁止电流直接流过心脏,如不允许左右上肢的两个穴位同时接受一路输出治疗。

5.有体内放置支架或关节置换病史者,根据体内放置物的材质谨慎使用该技术。

四、禁忌证

1.局部皮肤破损者。

2.孕妇和哺乳期妇女及对电刺激过度敏感者。

3.合并有心血管、脑血管、肝、肾和造血系统等严重原发性疾病者。

4.安置心脏起搏器者。

第三节 三棱针技术

三棱针技术是用三棱针刺入血络或穴位,放出适量血液以达到治疗疾病目的的一种操作技术,具有通经活络、开窍泄热、调和气血、消肿止痛等作用。

一、针具

三棱针一般用不锈钢制成,针长约6cm,针柄呈圆柱形,针身呈三棱状,尖端三面有刃,针尖锋利。

二、操作方法

1.点刺法 用三棱针快速刺入人体特定浅表部位后快速出针的方法。

针刺前,在点刺穴位上下用左手拇指向针刺处推按,使血液积聚于针刺部位,继而用2%碘酒棉球消毒,再用75%医用乙醇棉球脱碘消毒后针刺。针刺时左手拇、示、中三指夹紧被刺部位,右手持针,用拇、示两指捏住针柄,中指指腹紧靠针身下端,针尖露出3～5mm,对准已消毒的部位,刺入1～2mm深,随即将针迅速退出,轻轻挤压针孔周围,使出血少许,然后用消毒棉球按压针孔。此法多用于四肢末端放血,如十宣、十二井穴、耳尖以及头面部太阳、印堂等穴。

2. 散刺法　用三棱针在病变局部及其周围施行多点点刺的方法,又叫"豹纹刺"。操作时,根据病变部位大小不同,可刺10～20针,由病变外缘呈环形向中心点刺,以促使瘀血或水肿得以消除,达到祛瘀生新、通经活络的目的。此法多用于局部瘀血、血肿或水肿、顽癣等。

3. 挑刺法　用三棱针刺入人体特定部位,挑破皮肤或皮下组织的方法。操作时,用左手按压施术部位两侧,或捏起皮肤,使皮肤固定,右手持针迅速刺入皮肤1～2mm,随即将针身倾斜挑破皮肤,使之出少量血液或少量黏液。也有入5mm左右,再将针身倾斜并使针尖轻轻挑起,挑断皮下部分白色纤维组织,然后出针,覆盖敷料。此法常用于肩周炎、胃痛、颈椎病、失眠、支气管哮喘、血管神经性头痛等病证。

4. 泻血法　用三棱针刺破人体特定部位的血络或静脉,放出适量血液的方法。操作时,可先用止血带,结扎在针刺部位上端(近心端),然后常规消毒。针刺时左手拇指压在被针刺部位下端,右手持三棱针对准针刺部位的静脉,刺入脉中2～3mm,立即将针退出,使其流出少量血液,出血停止后,再用消毒棉球按压针孔。当出血时,也可轻轻按压静脉上端,以助瘀血外出,毒邪得泻。此法多用于曲泽、委中等穴,治疗急性吐泻、中暑、发热等病证。

三、适用范围

三棱针刺法适用于急证、热证、实证、瘀证、痛证等。

四、注意事项

1. 针具使用前须经高压规范消毒,使用一次性无菌针具更佳。

2. 注意严格消毒,防止感染。

3. 点刺、散刺时手法宜轻、稳、准、快,出血量不宜过多,以数滴为宜。注意勿刺伤深部动脉。

4. 对体弱、贫血、低血压、孕妇、产后、习惯性流产者,以及血友病、血小板减少性紫癜等凝血机制障碍者,均不宜使用。

5. 对于重度下肢静脉曲张者,应慎刺。一般下肢静脉曲张者,应选取边缘较小静脉,注意控制出血量。

第四节　皮肤针技术

运用皮肤针针具叩刺人体腧穴或特定部位,使局部皮肤充血红晕或微量渗血,以防治疾病的方法,称皮肤针法。皮肤针法的形成与《黄帝内经》中的"半刺""毛刺""扬刺"等浅刺皮肤的刺法有关。理论依据遵从《素问·皮部论》之"凡十二经脉者,皮之部也,是故百病之始生也,必先于皮毛"等论述。

皮肤针一般由针头和针柄两部分组成。针头端形似莲蓬状,上嵌有数枚不锈钢短针;针柄有硬柄和软柄两种,多以牛角或树脂为材料制成,长15～19cm。根据针头所附针的数目不同,又可称为梅花针(五支针)、七星针(七支针)和罗汉针(十八支针)等。

一、操作方法

(一)持针方法
皮肤针持针方式有硬柄持针法和软柄持针法两种。

1. 硬柄持针法　以刺手拇指、中指夹持针柄,示指伸直按压在针柄中段上面,环指和小指将针柄末端固定于小鱼际处握牢。

2. 软柄持针法　采用拇指在上、示指在下的方法夹住针柄,其余手指呈握拳状将针柄固定于掌心。

(二)叩刺方法
治疗部位常规消毒后,操作者选择硬柄或软柄皮肤针,按上述方法持针,将针头平对叩刺部位,借用腕力叩打皮肤,并迅即弹起,反复进行,至皮肤充血红晕为度。

操作时用力均匀、速度均匀适中，借用腕力，即叩即起，针尖起落垂直于叩刺部位。

（三）刺激强度

刺激强度分为以下 3 种，可根据患者体质、病情、年龄、叩打部位灵活选用：

1. 弱刺激　用较轻的腕力叩刺，针尖接触皮肤时间较短；施术部位皮肤微微潮红，无明显出血点或渗出；患者略有痛感。适用于老年人、久病体弱者、孕妇、儿童，以及头、面、五官等肌肉浅薄部位。

2. 强刺激　用较重的腕力叩刺，针尖接触皮肤时间略长；施术部位皮肤明显潮红、湿润，有较明显的出血点或渗出；患者有较明显的痛感。适用于中青年体质强壮者，以及肩、背、腰、臀、四肢等肌肉丰厚部位。

3. 中刺激　叩刺的力度介于弱、强刺激之间；施术部位皮肤潮红，有少量出血点或渗出；患者稍感疼痛。适用于大多数患者和身体各个部位。

每日或隔日 1 次，10 次为 1 个疗程，疗程间隔 3～5 日。

二、叩刺部位

1. 循经叩刺　是指沿着与疾病相关的经脉循行路线进行叩刺的方法。常用于项、背、腰、骶等部位，以足太阳膀胱经、督脉为主；其次是以四肢肘膝以下的足三阳、足三阴经特定穴所在的循行部位为主。

2. 穴位叩刺　是指选取与所治病证相关的穴位进行叩刺的方法。常用于华佗夹脊穴、特定穴、阿是穴等。

3. 局部叩刺　是指针对病变局部进行叩刺的方法。常用于头面五官疾病、关节扭伤、局部肿胀、肌肤麻木不仁等病证。

三、适用范围

皮肤针疗法具有通经活络、调和气血、祛风除湿、消肿止痛、开窍泄热等作用，以功能失调性疾病疗效更佳，对器质性病变也有一定疗效，如腰痛、肌肤麻木不仁、痹证、头痛、眩晕、感冒、咳喘、喉蛾、慢性肠胃病、便秘、失眠、痛经、小儿脑瘫、皮神经炎、近视、视神经萎缩、斑秃等。

四、注意事项

1. 使用前做好检查,注意针尖有无毛钩,针面是否整齐。

2. 做好针具消毒灭菌,提倡使用一次性针具。

3. 刺后皮肤如有出血点或渗出,需用消毒干棉球擦拭干净;并嘱患者保持针刺部位清洁,以防感染。

4. 叩时要保持针尖的平正,避免针尖斜向刺入和在皮肤表面形成拖动,以减轻疼痛。

5. 患者凝血功能障碍、急重病证、传染性等疾病的患者,不宜使用本法。皮肤创伤、溃疡、瘢痕、不明肿物等部位,不宜使用本法。孕妇腰部、小腹部禁止使用皮肤针叩刺。

第五节　穴位注射技术

穴位注射法,又称"水针疗法",是以中西医理论为指导,依据腧穴作用和药物性能,将药物注入腧穴内以防治疾病的方法。该方法兼具针刺和药物的双重作用,操作简便、用药量小、适应证广、作用迅速。

一、操作方法

针具必须使用一次性注射器。根据使用药物剂量大小以及针刺深浅,选用不同规格的注射器和针头,一般可使用 1ml、2ml、5ml 注射器,若肌肉丰厚部位可使用 5ml 或 10ml 注射器,配备使用相应规格的注射针头。

(一)选穴处方

一般根据针灸治疗的处方选穴原则辨证选穴,亦可选取阳性反应点,如在背俞穴、募穴和四肢部特定穴出现的条索、结节、压痛,以及皮肤凹陷、隆起、色泽变异等,软组织损伤可选取最明显的压痛点。在阳性反应点进行穴位注射,效果更好。选穴以精为要,一般每次 2～4 穴,多选择肌肉丰厚部位作为注射点。

(二)药物剂量

药物剂量取决于药物种类、浓度和注射部位。根据药物说明书规定的肌内注射剂量,一般每次用药量为原规定剂量的 1/5～1/2,可减少用量,严禁过量。刺激性较小的药物,每个腧穴可注射 1～2ml;而刺激性较大的药物和特异性药物只宜小量注射,每次用量多为常规用量的 1/10～1/3;中药注射液的穴位注射常规剂量为 0.5～2ml。按照穴位部位来确定注射剂量,耳穴每穴注射 0.1ml,头面部每穴 0.1～0.5ml,四肢部每穴 1～2ml,胸背部每穴 0.5～1ml,腰臀部每穴 2～5ml。

(三)操作程序

患者一般选取卧位进行穴位注射。根据所选穴位、用药剂量选择合适的注射器及针头。注射部位皮肤常规消毒,快速将注射针头刺入腧穴或阳性反应点,然后缓慢刺入一定深度或上下提插,针下得气后回抽无血,即可将药液注入。

根据穴位所在部位及病变情况确定针刺深度。一般浅表部位压痛的注射宜浅,用力按压深部疼痛注射宜深;通常使用中等速度推入药物;慢性病、体弱者用轻刺激,将药物缓慢注入;急性病、体壮者用强刺激,可将药物稍快注入。如果注射药量较多,可由深至浅,分层边退针边推药,或变换不同的进针方向进行注射。

急症患者每日 1～2 次,慢性病一般每日或隔日 1 次,6～10 次为 1 个疗程,同一穴位两次注射宜间隔 1～3 日。每个疗程间可休息 3～5 日。

二、适用范围

穴位注射法的适用范围很广泛,针灸疗法的适应证大部分可用本法治疗。

三、常用药物

常用中药注射剂包括丹参注射液、川芎注射液、复方当归注射液、柴胡注射液、银黄注射液等;常用西药注射剂包括维生素 B_1、维生素 B_{12} 等维生素类制剂,以及 5%～10% 葡萄糖、生理盐水、注射用水、三磷酸腺苷、辅酶 A、神经生长因子、胎盘组织液、硫酸阿托品、山莨菪碱、加兰他敏、泼尼松龙、盐酸普鲁卡因、利多卡因、氯丙嗪等。

四、注意事项

除遵循针灸施术的注意事项外,运用穴位注射法还应注意以下几方面:

1. 治疗前应与患者充分沟通,说明治疗的特点和可能出现的反应。如注射后局部可能有酸胀感,4～8h 内局部有轻度不适,但局部反应一般不超过 2 日。

2. 注意药物的性能、药理作用、剂量、配伍禁忌、副作用及过敏反应,并检查药物的有效期、药液有无沉淀变质等情况。凡能引起过敏反应的药物,如普鲁卡因等,均应做药敏试验,结果阴性方可使用。不良反应较强的药物应当慎用。

3. 初次接受穴位注射治疗患者、小儿、老人,以及体弱、敏感者,药物剂量应酌减。体质过于虚弱或有晕针史的患者不宜采用本法。孕妇腰骶部、小腹部禁止使用穴位注射疗法。

4. 严格消毒,防止感染,注意观察注射部位反应,如出现局部红肿、发热等情况需及时处理。

5. 禁止将药物注射入血管内,一般也不宜注射入关节腔或脊髓腔,以免产生不良后果。此外,应注意避开神经干,以免损伤神经。

6. 回抽针芯见血或积液时应立即出针,用无菌棉签或干棉球按压针孔 1min,更换注射器和药液后重新注射。

7. 耳穴注射宜选用易于吸收、无刺激性的药物。注射深度以达皮下为宜,不可过深,以免注入软骨膜内。

第六节　穴位埋线技术

穴位埋线法是指吸收性外科缝合线置入穴位内,利用线对穴位产生的持续刺激作用以防治疾病的方法。具有操作简便、作用持久、适应证广等特点,临床应用广泛。

一、操作方法

目前临床常用的是一次性套管针埋线法。选取需要埋线的腧穴,局部皮肤消毒后,取一段适当长度已消毒的可吸收性外科缝合线,放入套管针的前端,后接针芯,用一手拇指和示指固定穴位,另一手持针刺入穴位,达到所需的深度,施以适当的提插捻转手法,当出现针感后,边推针芯边退针管,将线埋置在穴位的肌层或皮下组织内。拔针后用无菌棉签按压针孔片刻。

一般根据针灸治疗的原则辨证选穴,取穴少而精,每次埋线 2～5 穴为宜,多取背腰及腹部等肌肉比较丰厚部位的穴位。在同一穴位做多次治疗时应偏离前次治疗部位。每 3～4 周埋线 1 次,3～5 次为 1 个疗程。局部埋线后可出现无菌性炎症反应,一般无需处理。

二、适用范围

穴位埋线法主要用于慢性病证,如哮喘、慢性胃炎、腹泻、便秘、面神经麻痹、颈椎病、腰痛、眩晕、痫病、阳痿、单纯性肥胖症、月经不调、小儿遗尿、神经性皮炎、视神经萎缩等。

三、注意事项

1. 埋线应严格执行无菌操作,埋线后针孔应保持干燥、清洁,防止感染。

2. 线体植入深度为皮下组织与肌肉之间,不能埋在脂肪层或体表过浅部位,肌肉丰满的部位可埋入肌层,以防不易吸收、溢出或感染,避免伤及内脏、大血管和神经干,禁止将线体埋入关节腔内。埋线后线头不可暴露在皮肤外面。

3. 肺结核活动期、骨结核、严重心脏病或妊娠期等均不宜使用穴位埋线疗法。

4. 使用一次性埋线针及外科缝合线,操作剩余的外科缝合线必须废弃,不得重复使用。

5. 埋线后应定期随访,注意术后反应,有异常现象应及时处理。

第七节　耳针技术

耳针技术是用特定针具或丸状物刺激耳郭穴位以诊治疾病的一种操作技术,其治疗范围较广,临床上常用于治疗各种疼痛性疾病及某些功能紊乱性病证。

耳穴是分布在耳郭上的腧穴,是耳郭上一些特定的反应点或刺激点。常用的针具包括 15mm 短柄毫针、图钉型揿针及王不留行、莱菔子等丸状物。针具针身应光滑无锈蚀、针尖应锐利无倒钩。压丸应大小适宜不易碎、无毒。

一、操作方法

1. 耳穴毫针法　操作者一手固定耳郭,另一手拇、示及中指持针刺入耳穴,针刺方向视耳穴所在部位灵活掌握,针刺深度宜 0.5～1 寸,以不穿透对侧皮肤为度。针刺手法与留针时间应视患者的病情,体质及耐受度综合考虑。宜留针 15～30min,留针期间宜间断行针 1～2 次。出针时一手固定耳郭,另一手将针拔出,应用无菌干棉球或棉签按压针孔。

2. 耳穴压丸法　压丸法是指在耳穴表面敷贴压丸替代埋针的一种简易方法,需要的物品有耳穴探针及王不留行贴片,先用探针探查耳郭,寻找阳性反应点,然后操作者一手固定耳郭,另一手用镊子夹取耳穴压丸贴片贴压耳穴并适度按揉,根据病情嘱患者按揉。宜留置 2～4 天。

3. 耳穴埋针法　操作者一手固定耳郭,另一手用镊子或止血钳夹住揿针针柄刺入耳穴,用医用胶布固定并适度按压,根据病情嘱患者定时按压。宜留置 1～3 天后取出揿针,应消毒埋针部位。

4. 耳穴刺血法　刺血前宜按摩耳郭使所刺部位充血。操作者一手固定耳郭,另一手持针点刺耳穴,挤压使之适量出血。施术后以无菌干棉球或棉签压迫止血并消毒刺血部位。

二、适用范围

耳针技术临床应用较广,可用于治疗各种疼痛性病证及多种功能性疾病,如头痛、偏头痛、神经痛、扭挫伤、月经不调、失眠、眩晕、胃肠功能紊乱等。

三、注意事项

1.耳针治疗疼痛类疾病及功能紊乱性疾病通常作为辅助技术,临床上须根据病情与各专科治疗方法相结合,以防延误病情。

2.严格消毒,预防感染。耳郭冻伤或有炎症的部位禁针。若见针眼发红、耳部胀痛,应及时用2%碘伏涂擦,或视感染情况口服抗生素治疗。

3.耳针亦可发生晕针,需注意预防处理。

4.对扭伤及肢体活动障碍的患者,进针后待耳郭充血发热后,宜嘱其适当活动患部,或在患部按摩、艾灸等,可增加疗效。

四、禁忌证

1.有习惯性流产史的孕妇。

2.年老体弱、严重贫血、过度疲劳者。

3.耳局部皮肤破溃、感染者。

第八节　头针技术

头针法,又称头皮针法,是指采用毫针或其他针具刺激头部特定部位,以防治疾病的方法。其理论依据有二:一是中医脏腑经络理论,二是大脑皮质功能定位。

一、标准头穴线的定位及主治

标准头穴线均位于头皮部位,按照骨的解剖分为额区、顶区、颞区、枕区4个区,共14条标准穴线。

(一)额区

1. 额中线(MS1)

(1)定位:在额部正中,从督脉神庭穴向下引一条长1寸的线。

(2)主治:头痛、强笑、自哭、失眠、健忘、多梦、狂病、鼻病等。

2. 额旁 1 线（MS2）

（1）定位：在额部，从膀胱经眉冲穴向下引一条长 1 寸的线。

（2）主治：冠心病、心绞痛、支气管哮喘、支气管炎、失眠等上焦病证。

3. 额旁 2 线（MS3）

（1）定位：在额部，从胆经头临泣穴向下引一条长 1 寸的线。

（2）主治：急性或慢性胃炎、胃十二指肠溃疡、肝胆疾病等中焦病证。

4. 额旁 3 线（MS4）

（1）定位：在额部，从胃经头维穴内侧 0.75 寸起向下引一条长 1 的线。

（2）主治：功能性子宫出血、子宫脱垂、尿急等下焦病证。

（二）顶区

1. 顶中线（MS）

（1）定位：在头顶部，从督脉百会穴至前顶穴之间的连线。

（2）主治：腰腿足病证，如瘫痪、麻木、疼痛，皮质性多尿，小儿夜尿，脱肛，胃下垂，子宫脱垂，高血压，头顶痛等。

2. 顶颞前斜线（MS6）

（1）定位：在头部侧面，从督脉前顶穴至胆经悬厘穴的连线。

（2）主治：对侧肢体中枢性运动功能障碍。将全线分 5 等分，上 1/5 治疗对侧下肢中枢性瘫痪，中 2/5 治疗对侧上肢中枢性瘫痪，下 2/5 治疗对侧中枢性面瘫、运动性失语、流涎、脑动脉硬化等。

3. 顶颞后斜线（MS7）

（1）定位：在头部侧面，从督脉百会至胆经曲鬓的连线。

（2）主治：对侧肢体中枢性运动感觉障碍。将全线分 5 等分，上 1/5 治疗对侧下肢感觉异常，中 2/5 治疗对侧上肢感觉异常，下 2/5 治疗对侧头面部感觉异常。

4. 顶旁 1 线（MS8）

（1）定位：在头顶部，督脉旁 1.5 寸，从膀胱经承光向后引一条长 1.5 寸的线。

（2）主治：腰腿足病证，如瘫痪、麻木、疼痛等。

5. 顶旁 2 线（MS9）

（1）定位：在头顶部，督脉旁开 2.25 寸，从胆经正营穴向后引一条长 1.5

寸的线到承灵穴。

（2）主治：肩、臂、手病证，如瘫痪、麻木、疼痛等。

（三）颞区

1. 颞前线（MS10）

（1）定位：在头部侧面，颞部两鬓内，胆经颔厌与悬厘的连线。

（2）主治：偏头痛、运动性失语、周围性面神经麻痹及口腔疾病等。

2. 颞后线（MS11）

（1）定位：在头部侧面，颞部耳上方，胆经率谷与曲鬓的连线。

（2）主治：偏头痛、眩晕、耳聋、耳鸣等。

（四）枕区

1. 枕上正中线（MS12）

（1）定位：在枕部，即督脉强间至脑户之间的一条长 1.5 寸的线。

（2）主治：眼病。

2. 枕上旁线（MS13）

（1）定位：在枕部，由枕外粗隆督脉脑户旁开 0.5 寸起向上引一条长 1.5 寸的线。

（2）主治：皮质性视力障碍、白内障、近视眼、目赤肿痛等眼病。

3. 枕下旁线（MS14）

（1）定位：在枕部，从膀胱经的玉枕向下引一条长 2 寸的线。

（2）主治：小脑疾病引起的平衡障碍、后头痛，腰背两侧痛。

二、适用范围

头针法的适应证较为广泛，尤以脑源性疾病为主（以神经、精神科疾病为主）。

1. 中枢神经系统疾患　如脑血管病引起的偏瘫、失语、假性延髓麻痹，小儿神经发育不全和脑性瘫痪，颅脑外伤后遗症，脑炎后遗症，痫病，舞蹈病，帕金森病等。

2. 精神病证　如精神分裂症、紧张综合征、更年期精神紊乱、抑郁症、癔症、失眠等。

3. 疼痛和感觉异常　如头痛、三叉神经痛、肩周炎、腰腿痛等各种急、慢性疼痛病证,亦可用多发性神经炎引起的肢体远端麻木,以及皮肤瘙痒、荨麻疹、皮炎等。

4. **皮质内脏功能失调**　如高血压、冠心病、溃疡病、男性性功能障碍、功能性月经不调,以及神经性呕吐、功能性腹泻、脱发、眩晕、耳鸣等。

三、操作方法

选定头穴线,患者取坐位或卧位,局部常规消毒。

1. **进针**　根据操作部位选择不同型号的毫针,针体与头皮成15°～30°夹角,针尖向穴线方向,快速将针刺入头皮下。当针尖到达帽状腱膜下层时,针下阻力减小,再将针体沿帽状腱膜下层按穴线方向进针。根据不同穴线长度刺入不同深度。

2. **行针**　为使针的深度固定不变及捻转方便起见,一般以拇指掌侧面和示指侧面夹持针柄,以示指的掌指关节快速连续屈伸,使针身前后旋转,每分钟要求转 200 次左右。每次持续捻转 2～3min,留针 15～30min。操作者押手按压进针点以固定头皮,刺手拇、示指紧捏针柄,针身平卧进行提插,指力均匀一致,幅度不宜过大,可持续提插 2～3min,提插幅度与频率根据患者的病情与针感而定。用电针代替行针,频率宜在 200～300 次/min,刺激强度以患者能耐受为度,波型可选择连续波或疏密波。

3. **留针**　得气后留针 15～30min。留针期间宜间歇行针 2～3 次,每次 2min 左右。根据病情需要可适当延长留针时间,增加行针次数。偏瘫患者行针时或留针期间可嘱其配合肢体的主动运动或被动运动,有助于提高疗效。

4. **出针**　押手固定针刺周围头皮,刺手夹持针柄轻轻捻转以松动针身,如针下无紧涩感即可出针。出针后用无菌干棉球按压针孔,以防出血。出针后检查毫针数量,避免遗漏。

四、注意事项

除遵循针灸施术的注意事项外,运用头针法还应注意以下几方面:

1. 头皮有毛发,必须严格消毒,以防感染。

2. 中风患者急性期,如因脑出血引起昏迷、血压过高时,暂不宜用头针治疗,须待血压和病情稳定后方可选用头针。

3.患有严重心脏病、重度糖尿病、重度贫血、高热、急性炎症或心力衰竭者,禁用头针治疗。

4.头部骨有缺损处、开放性脑损伤部位、头部严重感染、溃疡、瘢痕部位及小儿囟门未闭合者,禁用头针。

5.由于头皮血管丰富,容易出血,故出针时必须用无菌棉球按压针孔2min。头发较浓密部位易遗忘所刺毫针,故起针时需反复检查。

6.头针除选用毫针刺激外,尚可配合电针、艾灸、按压等治疗方法施治。

第九节 火针技术

将特制针具的针身用火烧红后,迅速刺入一定部位,给身体局部以灼热性刺激,以治疗疾病的方法称为火针法。火针法古称"焠刺"。《灵枢·官针》曰:"焠刺者,刺燔针则取痹也。"

火针古称"燔针",以耐受高温且高温下不易折、硬度高、对人体无害的金属为材料。常用针有单头火针、平头火针、三头火针、三棱火针等。其中,单头火针外观形似毫针但比毫针粗。根据粗细不同,又可分为细针(针身直径约0.5mm)、中火针(针身直径约0.75mm)和粗火针(针身直径约1.2mm)三种规格。

一、操作方法

押手持点燃的酒精灯,或95%的乙醇棉球,刺手持针烧灼。烧针时应靠近施治部位,先烧针身,再烧针尖。火针烧灼的程度,可根据针刺深浅来把握;若针刺较深,需烧至白亮;若针刺较浅,可烧至通红;若仅使针身在表皮部位进行烙熨,则烧至微红即可。

烧针完毕后,立即垂直点刺已消毒的腧穴,疾进疾退;也可刺入后留针5～15min再出针。出针后用无菌干棉球按压针孔,以减少疼痛并防止出血。

二、适用范围

火针法具有温经散寒、活血化瘀、软坚散结、去腐生肌等作用。主要用于痹证、网球肘、颈椎病、漏肩风等病证。

三、注意事项

除遵循针灸施术的注意事项外,运用火针法还应注意以下几方面:

1. 施术时应注意安全,防止烧伤或火灾等事故的发生。

2. 操作者应向患者说明术后针刺部位的护理事项,针孔局部若出现微红、灼热、轻度疼痛、瘙痒等症状属正常现象,可不做处理;应注意针孔局部清洁,忌用手搔抓,不宜用油、膏类药物涂抹;当天避免针孔沾水。

3. 糖尿病患者、瘢痕体质或过敏体质者慎用。大失血、凝血机制障碍的患者,以及不明原因的肿块部位禁用。

第十节　腕踝针技术

腕踝针是根据疾病的症状和体征所在区域,从腕部和踝部选取相应的针刺点,进行皮下针刺的针刺疗法。

一、操作方法

1. **体位**　坐位或卧位。针腕时取坐位,针踝时取卧位,包括仰卧、侧卧、俯卧。针刺时选择舒适体位,肢体尽量放松,以免针刺进皮时针体方向发生偏斜。

2. **针刺方向**　针尖朝向病灶为宜,即病灶位于针刺点之上,针刺方向朝近心端;病灶位于针刺点之下,针刺方向朝远心端;或者在同一区内同一纵轴两针对刺。

3. **针刺过程**　常规消毒后,用三指持针柄,针体与皮肤成30°夹角,使针尖快速透过皮肤。针尖过皮后,立即将针放平,使针体贴近皮肤表面,循纵向直线方向沿皮下进针,针刺入皮下的长度一般为35mm,要求不出现酸、麻、胀、痛等感觉,把针体留在皮下组织的浅层,将干棉球置于针根处,用胶布固定针柄。以无痛感不影响活动为前提。要求针尖刚过真皮层后沿皮下表浅进针,无需出现酸、麻、胀、重、痛感觉,不能刺伤血管,进针后要求原有疼痛及压痛点能立即消失。

一般留针时间为 30min。慢性病或疼痛较重时,可适当延长留针时间至 1~2h,但最长不超过 24h,待症状好转后缩短留针时间。一般不做提插或捻转等行针手法。留针过程中,可适当配合病痛局部的活动以增强疗效。

起针时用消毒干棉球压住针刺部位,迅速拔针,按压针孔防止出血。治疗疗程一般病例隔日 1 次,10 日为 1 个疗程,急性病例每日 1 次。

二、注意事项

1. 针体通过的皮下有较粗的血管或针尖刺入的皮肤处有显著疼痛时,进针点要沿纵线方向适当移位。

2. 针刺方向一般向上,如果病证在手足部位时,针刺方向朝下(手足方向)。

3. 针刺时,以操作者感觉针下松软、患者无任何特殊感觉为宜。若针下有阻力或患者出现酸、麻、胀、痛等感觉,则表示针刺较深。应将针退出,使针尖到皮下重新刺入更表浅的部位。

4. 腕踝针一般无绝对禁忌证。妇女月经期、妊娠在 3 个月内者不宜针刺。

第五章 艾灸技术

第一节 麦粒灸技术

麦粒灸是将艾绒搓成如麦粒大小的艾炷在皮肤上施灸，以达到防治疾病目的的一种技术。其特点是施灸部位可灵活选择，所需艾绒相对较少，艾火温和，可根据所需调节艾灸刺激程度，应用范围相对较广，尤其对风寒湿痹、寒痰喘咳、脏腑虚寒、元阳虚损引起的各种病证疗效较好。

一、操作方法

麦粒灸属于艾炷灸的一种，主要包括化脓灸和非化脓灸，又称之为瘢痕灸和非瘢痕灸。

（一）非瘢痕灸

用麦粒大的小艾炷直接在腧穴施灸，灸后不引起化脓的方法。

用线香点燃艾炷，至其烧近皮肤、患者有温热或轻微灼痛感时，即用镊子将未燃尽的艾炷移去或压灭，再施第2壮；也可待其燃烧将尽，有清脆之爆炸声时，将艾炷余烬清除，再施第2壮。一般每次可灸3～7壮。因其艾炷小、刺激强、时间短、收效快，仅有轻微灼伤或发疱，不留瘢痕，故目前在临床应用较多见。

（二）瘢痕灸

将艾炷直接放置在腧穴上施灸，局部组织经烧伤后产生灸疮（无菌性化脓现象）的灸法。

用线香点燃艾炷，至其燃尽熄灭后，除去灰烬，再重新换另一个艾炷点燃，称为间断法。这种方法不易出现灸循经传导感。在艾炷将灭未灭之际在余烬上再加新艾炷,不使火力中断,每可出现灸感传导,这种方法又被称为连续法。因灸疮愈合之后,多有瘢痕形成,影响美观,目前临床应用相对较少。

二、适应证

非瘢痕灸适用于气血虚弱、小儿发育不良及虚寒轻证等;瘢痕灸适用于全身各系统顽固病证而可用灸法者,如哮喘、瘿瘤瘰疬、肺结核、关节病、胃肠系统病证等。

三、注意事项

(一)非瘢痕灸

1. 为防止艾炷滚落,可在穴位抹涂适量中药油膏、凡士林等,增强黏附性。

2. 若需减轻灸穴疼痛,可在该穴位周围轻轻拍打,以减轻痛感。若灸处皮肤呈黄褐色,可涂一点冰片油以防止起疱。

3. 若施灸后皮肤起小水疱,可在 2～3 日内结痂脱落,一般不留瘢痕。

(二)瘢痕灸

1. 为防止艾炷滚落,可在穴位抹涂适量中药油膏、凡士林等,增强黏附性。

2. 颜面部禁用瘢痕灸。

3. 灸后化脓位置若处置不当,极易感染,因此要特别注意施灸部位的护理工作。

4. 灸疮结痂脱落,局部会留有瘢痕,需提前告知患者。

第二节　隔物灸技术

隔物灸是将艾炷与皮肤之间用不同药物制品衬隔而施灸,以达到治疗目的的一类操作技术,又称为间接灸、间隔灸。隔物灸种类繁多,施灸时既可发挥艾灸的作用,又能发挥药物的功能,具有特殊的治疗效果,且火力温和、不易灼伤皮肤,易为患者所接受,广泛应用于内科、外科、妇科、儿科及五官科等疾病,特别是证属虚寒性的各类疾病。

评估患者病情、当前主要症状、预施灸处皮肤状况、对热的耐受程度及心理状况,根据患者病情选择合适大小的艾炷、间隔物(如姜片、蒜片、食盐及药饼等)、线香等。

一、隔姜灸

以姜片作为间隔物而施灸的一种灸法。选取大块新鲜生姜,切成 2～3mm 厚度的姜片(要求厚薄均匀,过厚不易传热,太薄则容易烫伤),用针点刺小孔若干。施灸时,将艾炷放置在姜片上点燃施灸,快燃尽时续接另一艾炷。若初灸时患者感觉灼痛,为生姜刺激所致,可将姜片略向上提起,待灼痛感消失重新放下。一般每次灸 3～9 壮,施灸过程中需适当移动姜片,以局部皮肤潮红湿润、患者觉热为度。

二、隔蒜灸

以蒜作为间隔物而施灸的一种灸法,分为隔蒜片灸和隔蒜泥灸。

1. 隔蒜片灸　取新鲜独头大蒜切成 2～3mm 的蒜片,用针点刺小孔若干。施灸时,将艾炷放置蒜片上点燃施灸,快燃尽时续接另一艾炷,每灸 3～4 壮后换去蒜片。

2. 隔蒜泥灸　取适量新鲜大蒜捣成泥状,置患处或穴位上,将艾炷置于蒜上,点燃艾炷施灸。

以上两种,一般每次灸 3～9 壮,以局部皮肤潮红湿润,患者觉热为度。

三、隔盐灸

以盐作间隔物而施灸的一种灸法,仅用于神阙穴,故又称之为神阙灸。嘱患者取仰卧位,充分暴露脐部。取适量青盐(可炒至温热),填满脐窝,略高于脐约 0.1cm,将艾炷置于盐上施灸,待患者稍感烫热再更换艾炷。一般每次施灸 3～9 壮,以患者腹腔觉热为度。

四、隔附子灸

以附子作间隔物而施灸的一种灸法,分隔附片灸和隔附子灸。

1. 隔附子片灸　取熟附子用水浸透后，切成3～5m的薄片，用针点刺小孔若干。施灸时，将艾炷放置于附子片上点燃施灸，快燃尽时续接另一艾炷。

2. 附子饼灸　取生附子研细末，加白及粉或面粉少许，以黄酒调和做厚度3～5mm、直径20～40mm薄饼，用针点刺小孔若干。施灸时，将艾炷放置饼上点燃施灸，快燃尽时续接另一艾炷，附子饼若干焦可再换新饼。以局部皮肤潮红湿润，患者觉热为度。

五、适应证

隔姜灸适用于风寒咳嗽、呕吐、泻痢、虚寒腹痛、风寒湿痹、面瘫、肾虚遗精、肢体痿软无力等病证；隔蒜灸适用于痈疽未溃、虫蛇咬伤、无名肿毒、虚劳顽痹等；隔盐灸常用于霍乱吐泻致肢冷脉伏者，以及寒证腹痛、虚寒痢疾、中风脱证的四肢厥冷及虚脱休克等，可有救急之效；隔附子灸适用于治疗阳虚病证，如阳痿、早泄、遗精、疮疡久溃不敛等证。

六、注意事项

（一）隔姜灸、隔蒜灸

1. 若灰烬和残艾积累过多，应及时清理，并重新换艾炷施灸。

2. 施灸过程中若不慎灼伤皮肤，须及时消毒处理，防止感染。

3. 施灸后宜暂避风吹，或以干毛巾覆之轻揉，促使汗孔闭合。

（二）隔盐灸

1. 如需隔其他药物，可先填入其他药粉，再填入青盐施灸。

2. 为防止食盐受热爆裂烫伤皮肤，可在盐上放一薄片生姜再施灸。

3. 施灸时要求患者保持原有体位，呼吸均匀，不可乱动以免烫伤其他部位。

（三）隔附子灸

1. 附子中含有乌头碱类生物碱，施灸过程中需注意室内通风，预防患者及医务人员中毒。

2. 孕妇禁用。

第三节　悬灸技术

悬灸技术是将点燃的艾条悬于施灸部位之上的一种灸法技术，一般艾火距离皮肤约 3cm，灸 15min 左右，以皮肤温热红晕、不被灼伤为度。其中，热敏灸技术和雷火灸技术是临床上较实用的悬灸技术。

一、热敏灸

热敏灸是采用点燃的艾条悬灸热敏态穴位，激发透热、扩热、传热、局部不（微）热远部热、表面不（微）热深部热、非热觉等热敏灸感和经气传导，并施以个体化的饱和消敏灸量，从而明显提高艾灸疗效，以达到防病、治病的一种新技术。热灸技术与传统悬灸技术一样，具有温经散寒、扶阳固脱、消瘀散结、防病保健的作用，常用于寒湿痹痛、脏腑虚寒、阳气虚脱、气虚下陷、经络瘀阻等证及亚健康调理。

热敏穴位的最佳刺激方式为艾条悬灸，故纯艾条是热敏技术的灸材；另外还需准备防风打火机、盛水弯盘、镊子、灭艾器。其中盛水弯盘用于盛接抖落的艾灰，镊子可用于刮除艾灰，灭艾器用于施灸后艾条的处理。

具体手法如下：

回旋灸。用点燃的艾条，与施灸部位皮肤保持一定距离，均匀地往复回旋熏烤施灸，以施灸部位皮肤温热潮红为度。回旋灸有利于温热施灸部位的气血流通，主要用于胸腹背腰部穴位。

循经往返灸。用点燃的艾条在患者体表，距离皮肤 3cm 左右，匀速地沿经脉循行方向往返移动施灸，以施灸路线温热潮红为度。循经往返灸有利于疏通经络，激发经气。

雀啄灸。用点燃的艾条对准施灸部位一上一下地活动施灸，如鸟雀啄食样，以施灸部位皮肤温热潮红为度。雀啄灸有利于施灸部位进一步加强敏化，从而为局部的经气激发、产生灸性感传奠定基础。

温和灸。用点燃的艾条，对准施灸部位，在距离皮肤 3cm 左右处熏烤，使患者局部感觉温热而无灼痛感，以施灸部位皮肤温热潮红为度。温和灸有利于施灸部位进一步激发经气，发动感传。

（一）热敏灸的施灸手法

热敏灸技术采用艾条悬灸的方法,可分为单点温和灸、双点温和灸、接力温和灸、循经往返灸。

1. 单点温和灸 此手法既可用于探查穴位,同时也是治疗的常用手法。将点燃的艾条对准选择的一个热敏穴位,在距离皮肤 3cm 左右施行温和灸法,每 2min 插入 30s 的雀啄灸法,施灸强度以患者温热而无灼痛感为宜。每穴施灸时间以热敏灸感消失为度,不拘固定的时间。

2. 双点温和灸 同时对两个热敏穴位进行艾条悬灸操作,手法同单点温和灸。每穴施灸时间以热敏灸感消失为度,不拘固定的时间。双点温和灸主要用于左右对称的同名穴位或同一经脉的两个穴位。

3. 接力温和灸 如果经气传导不理想,在上述单点温和灸基础上,可以在经气传导路线上远离施灸穴位的端点再加一单点温和灸,即接力温和灸,这样可以延长经气传导的距离。每次施灸时间以热敏灸感消失为度。

4. 循经往返灸 此手法既可用于探查穴位,同时也是治疗的常用手法。用点燃的艾条在患者体表距离皮肤 3cm 左右,沿经脉循行方向往返匀速移动施灸,以患者感觉施灸路线温热而无灼痛感为施灸强度。每次施灸时间以热敏灸感消失为度。此法适用于正气不足、感传较弱的患者。

掌握最佳施灸剂量,有助于提高临床疗效,防止不良反应。穴位热敏的施灸剂量不同于传统艾灸技术。上述热敏现象消失所需要的时间即为每穴施灸的个体化最佳施灸时间。

（二）热敏灸的适用范围

热敏灸技术主要适用于普通感冒,周围性面瘫,颈型、神经根型、椎动脉型颈椎病,腰椎间盘突出症,肿胀型膝骨性关节炎等疾病。

（三）热敏灸禁忌证

1. 中暑高热、高血压危象、肺结核晚期大量咯血等忌用艾灸技术的急重症。

2. 孕妇的腹部和腰骶部不宜施灸。

（四）热敏灸注意事项

1. 如因施灸不慎灼伤皮肤,局部出现小水疱,可嘱患者保护好水疱,勿使破溃,任其吸收,一般 2～5 日即可愈合。如水疱较大,可用消毒毫针刺破水疱,放出疱液,再适当外涂烫伤油等,保持疮面洁净。

2.注意晕灸的发生。如发生晕灸现象,按晕针处理。

3.患者在精神紧张、大汗后、劳累后或饥饿时不适宜艾灸。

4.注意防止艾灰脱落或艾炷倾倒而烫伤皮肤或烧坏衣被。艾条灸毕后,应将剩下的艾条套入灭火管内或将燃头浸入水中,以彻底熄灭,防止再燃。如有艾灰脱落床上,应清扫干净,以免复燃。

二、雷火灸

雷火灸是由多种中药配制结合灸具使用的一种灸法,能充分发挥出药力峻、火力猛(温度达 240℃)、灸疗面广、渗透力强的特点,有较强的活血化瘀、祛风除湿、消肿止痛、扶正祛邪作用,常用于失眠、青少年近视、干眼症、过敏性鼻炎、咽炎、盆腔炎、痛经、皮肤病、肥胖症等的治疗。

(一)雷火灸操作方法

1.雀啄灸法 雷火灸火头对准应灸部位或穴位,形如鸡啄米、雀啄食般忽上忽下,最近时火头距离皮肤仅 1cm。

2.小回旋灸法 雷火灸火头对准应灸的部位或穴位,根据病情需要,火头距离皮肤 2～3cm,做固定的圆弧形旋转,旋转直径 1～3cm。

3.螺旋灸法 雷火灸火头对准应灸部位中心点,一般火头距离皮肤 2～3cm,做顺时针方向、螺旋式旋转,旋转直径 1～5cm。

4.横行灸法 雷火灸火头悬至病灶部位之上,根据病情需要,火头距离皮肤 1～5cm,灸时左右摆动,摆幅为 5～6cm。

5.纵行灸法 雷火灸火头悬至病灶部位之上,根据病情需要,火头距离皮肤 1～5cm,灸时火头沿人体纵轴上下移动。

6.斜行灸法 雷火灸火头悬至病灶部位之上,根据病情需要,火头距离皮肤 1～5cm,火头斜行移动。此方法常用于治疗鼻炎等病证。

7.摆阵法 用单、双孔或多孔斗式温灸盒。根据患者不同病情在患者身体部位用两个或两个以上的斗式温灸盒平形、斜形或丁字形摆出横阵、竖阵、斜阵、丁字阵等。

(二)雷火灸的适用范围

雷火灸技法结合辨证取穴,可以治疗青少年近视、干眼症、过敏性鼻炎、腰椎间盘突出症等病证,也可根据不同疾病配制相应药灸条进行治疗。

(三)雷火灸禁忌证

眼外伤、青光眼、眼底出血、发热、脑血管病急性期、高血压危象及早孕等患者禁用。

(四)雷火灸注意事项

1. 用灸时,火头应与皮肤保持适当距离,以患者能忍受为度,切忌火头接触皮肤以免烫伤。如有皮肤烫灼伤,应对症处理。

2. 治疗过程中应注意用火安全,避免火灾发生。

3. 治疗后 2h 内勿擦洗灸疗部位,否则影响疗效。

第四节　温针灸技术

温针灸技术是针刺与艾灸结合应用的一种操作技术,是在毫针留针时在针柄上置以艾绒(艾团或艾条段)施灸,通过针体将热力传入穴位以治疗疾病的方法。

温针灸技术具有温通经脉、行气活血之效,主要应用于既需要留针又适宜用艾灸的病证,如风湿痹痛、肢体冷麻不仁、便溏、腹胀等寒盛湿重、经络壅滞之证。

一、操作方法

首先在选定的腧穴上针刺,毫针刺入穴位得气并施行适当的补泻手法后,在留针时将 2～3g 艾绒包裹于毫针针柄顶端捏紧成团状,或将 1～3cm 长短的艾条段直接插在针柄上,点燃施灸,待艾绒或艾条燃尽无热度后除去灰烬。艾灸结束,将针取出。

二、适用范围

温针灸适用于既需要留针又需要施灸的疾病。

三、注意事项

1. 温针灸时要嘱咐患者不要任意移动肢体,以防艾团(条)脱落灼伤。

2. 在燃烧过程中,为防止落灰或温度过高灼伤皮肤,可在该穴区置一带孔硬纸片以作防护。

第五节　实按灸技术

实按灸技术是由多种中药配制结合艾灸使用的一种操作技术,是将点燃的药物艾条隔数层布或棉纸实按在穴位上,通过药力和热力透达深部以防治疾病的方法。

实按灸技术具有药力峻、火力猛(温度达240℃)、透力强等优点,具有较强的祛风除湿、消肿止痛、活血化瘀、扶正祛邪的效果,主要应用于风寒湿痹、肢体顽麻、痿软无力、半身不遂等病症的治疗。

一、操作方法

在施灸部位上铺设6～8层棉纸、纱布、绸布或棉布;操作者手持艾条,将艾条的一端点燃,艾条燃着端对准施灸部位直按其上,停1～2s,使热力透达深部。待患者感到按灸局部灼烫、疼痛即拿开艾条。每次每穴可按3～7次,移去艾条和铺设的纸或布,见皮肤红晕为度。

二、适用范围

最常用的为太乙神针和雷火神针,适用于风寒湿痹、痿证和虚寒证。

三、注意事项

1. 用灸时,注意控制灸温,以防烫伤。如有皮肤烫灼伤,应对症处理。
2. 治疗过程中应注意用火安全,避免火灾发生。
3. 治疗后,2h内勿擦洗灸疗部位,否则影响疗效。

第六章 拔罐类技术

第一节 火罐技术

火罐是指通过燃烧罐内空气的方法用来拔罐的器具,其材质以玻璃、金属、陶瓷者为多。运用火罐为工具,利用燃烧的方法造成罐内负压,使罐吸附于腧穴或相应体表部位,令局部皮肤充血或瘀血,以达到防治疾病的外治方法,叫火罐法。古称角法,又称吸筒法。常用于感冒、不寐、肩凝症、腰痛等疾病。

罐具有玻璃罐、铜罐、陶罐、竹罐等,现竹罐运用较少。火罐的外形特点是罐口小而厚、罐体宽大、罐底较薄。

一、操作方法

(一)常用的吸拔方法

1. 闪火法　以长镊子或止血钳夹住95%的医用乙醇棉球点燃,一手持点火工具,一手持罐,罐口朝下,点燃后将火迅速深入罐内旋转一周退出,迅速将罐扣在预定部位。

提示:患者保持体位相对固定,保证罐口光滑无破损;夹持95%医用乙醇棉球时宜夹持其中下2/3处,保证牢固的同时可以避免操作中误击罐底致其破裂;拔罐时要检查棉球乙醇含量,点燃前在盛乙醇棉球的容器内壁适当挤压一下,挤去多余的乙醇,防止点燃后乙醇下滴烫伤皮肤;点燃乙醇棉球后,切勿较长时间停留于罐口及罐内,以免将火罐烧热,烫伤皮肤。

2. 投火法　用95%医用乙醇棉球或纸片,点燃后投入罐内,迅速将火罐扣在预定部位。

提示：因罐内有燃烧物质，燃烧物触及皮肤易导致烫伤，故此法只宜用于坐位腰部或侧卧位胸腹、背腰部。

3. 贴棉法　用 1～2cm 大小的 95% 医用乙醇棉片，贴在罐内壁的中下段或罐底，点燃后，将火罐迅速扣在预定部位上。

提示：棉片浸乙醇不宜过多，以免烫伤皮肤。

（二）运用方法

1. 留罐　又称坐罐，即拔罐后将火罐吸拔留置于施术部位 5～20min，然后将罐起下。根据需要，可以留单罐，也可以留多罐。其中沿着某一经脉或某一肌束的体表位置顺序成行排列吸多个罐的方法叫排罐法。

提示：儿童拔罐时力量不宜过大，时间不宜过长；在肌肉薄弱处拔罐或吸拔力较强时，留罐时间不宜过长。

2. 走罐　又称推罐，先在罐口或吸拔部位上涂一层润滑剂，将罐吸拔于皮肤上，再以手握住罐底，稍倾斜罐体，向前后推拉，或做环形旋转运动，如此反复数次至皮肤潮红、深红或起痧点为止。

提示：选用口径较大、罐壁较厚且光滑的玻璃罐；施术部位应面积宽大、肌肉丰厚，如胸背、腰部、腹部、大腿等。

3. 闪罐　以闪火法使罐吸附于皮肤上约 3s 后，又立即取下，如此反复操作，直至皮肤潮红发热的拔罐方法。本法操作时以皮肤潮红、充血或瘀血为度。

提示：操作手法纯熟，动作轻、快、准；至少选择 3 个口径相同的火罐轮换使用，以免罐口烧热烫伤皮肤。

（三）起罐方法

起罐时，右手拇指或示指在罐口旁边轻轻按压，使空气进入罐内，顺势将罐取下。不可硬行上提或旋转提拔。

二、适用范围

火罐法适用于临床大部分病证，其中走罐法多用于急性热病或深部组织气血瘀滞之疼痛、神经痛、风湿痹痛及外感风寒等；闪罐法常用于感冒、皮肤麻木、面部病证、中风后遗症或虚弱病证。

三、禁忌证

1. 精神过于紧张、醉酒、过饥、过饱、过劳、抽搐不合作者。

2. 重度心脏病、呼吸衰竭、皮肤局部溃烂或高度过敏、活动性肺结核、全身消瘦以致皮肤失去弹性、全身高度浮肿者及恶性肿瘤患者。

3. 有出血性疾病者。

4. 妊娠妇女腹部和腰骶部,妇女五官部位、前后二阴禁用,儿童禁用重手法。

5. 局部有疝疾(如脐疝、腹壁疝、腹股沟疝等)、静脉曲张、癌肿等。

四、注意事项

1. 拔罐时要选择适当体位和肌肉丰满的部位,骨骼凹凸不平及毛发较多的部位均不适宜。

2. 拔罐时要根据不同部位选择大小适宜的罐。拔罐的吸附力度应视病情而定,身体强壮者力量可稍大,年老体弱及儿童力量应小。

3. 拔罐和留罐中要注意观察患者的反应,患者如有不适感应立即取罐;严重者可让患者平卧,保暖并饮热水或糖水,还可揉内关、合谷、太阳、足三里等穴。

4. 注意勿灼伤或烫伤皮肤,若烫伤或留罐时间太长而皮肤起水疱时,水疱无需处理,仅敷以消毒纱布,防止擦破即可。水疱较大时用消毒针将水放出,涂以碘伏药水,或用消毒纱布包敷,以防感染。

5. 皮肤有过敏、溃疡、水肿者,高热抽搐者和孕妇的腹部和腰骶部位不宜拔罐。

6. 拔罐时应注意防火。

第二节　抽气罐技术

抽气罐是指用抽吸排出罐内空气的方法用来拔罐的器具,其材质以塑料、橡胶者为多。运用抽气罐为工具,利用抽吸的方法造成罐内负压,使罐吸附于腧穴或相应体表部位,令局部皮肤充血或瘀血,以达到防治疾病的外治方法叫抽气罐法。常用于感冒、不寐、肩凝症、腰痛、项痹证等疾病。

连体式抽气罐,为一种罐与抽气器连为一体的罐具。罐由硬质塑料制成,杯身球底,口缘唇形外翻状,罐体透明,底端阀门排气,使用时可随时调节罐内压力。抽气器多为活塞式,结构原理与医用注射器相似,其体积更大,抽吸力量也更大。

一、操作方法

(一)吸拔方法

先选择规格合适的罐,将罐口对准吸拔部位,柔和地按压在皮肤上,再把抽吸器卡到罐底的活塞上,通过手柄拉动活塞抽出空气,将罐吸拔在皮肤上,最后取下抽吸器。

(二)运用方法

1. 留罐 又称坐罐,即拔罐后将罐具吸拔留置于施术部位 5～20min,然后将罐起下。根据需要,可以留单罐,也可以留多罐。其中,沿着某一经脉或某一肌束的体表位置顺序成行排列吸多个罐的方法叫排罐法。

提示:儿童拔罐时力量不宜过大,时间不宜过长;在肌肉薄弱处拔罐或吸拔力较强时,则留罐时间不宜过长。

2. 走罐 又称推罐,先在罐口或吸拔部位上涂一层润滑剂,将罐吸拔于皮肤上,再以手握住罐底,稍倾斜罐体,向前后推拉,或做环形旋转运动,如此反复数次至皮肤潮红、深红或起瘀点为止。

抽气罐的优点:罐体透明,使用时可以观察到所拔部位皮肤充血、瘀血的程度,便于随时掌握情况,适用于头、面、手、足及皮肉浅薄部位的拔罐。

其缺点:连体式抽气罐的罐和抽气器无法应用高压蒸汽法进行消毒。

(三)起罐方法

起罐时,先上提罐底的活塞令空气进入,内外压力平衡以后,取掉罐即可;也可以采用火罐的取罐方法进行取罐。注意取罐时不可硬行上提或旋转提拔。

二、适用范围

抽气罐法适用于临床大部分病证,其中走罐法多用于急性热病或深部组织气血瘀滞之疼痛、外感风寒、神经痛、风湿痹痛及较大范围疼痛等。抽气罐法特别是连体式抽气罐法由于使用方便,已走进千家万户,俨然成为拔罐疗法在民间的代表。

三、禁忌证

1. 精神过于紧张、醉酒、过饥、过饱、过劳、抽搐不合作者。

2. 重度心脏病、呼吸衰竭、皮肤局部溃烂或高度过敏、活动性肺结核、全身消瘦以致皮肤失去弹性、全身高度浮肿者及恶性肿瘤患者。

3. 有出血性疾病者。

4. 妊娠妇女腹部和腰骶部,妇女五官部位、前后二阴禁用,儿童禁用重手法。

5. 局部有疝疾(如脐疝、腹壁疝、腹股沟疝等)、静脉曲张、癌肿等。

四、注意事项

1. 拔罐时要选择适当体位和肌肉丰满的部位,骨骼凹凸不平及毛发较多的部位均不适宜。

2. 拔罐时要根据不同部位选择大小适宜的罐,拔罐的吸附力度应视病情而定,身体强壮者力量可稍大,年老体弱及儿童力量应小。

3. 拔罐和留罐中要注意观察患者的反应,患者如有不适感应立即取罐;严重者可让患者平卧,保暖并饮热水或糖水,还可揉内关、合谷、太阳、足三里等穴。

4. 注意勿灼伤或烫伤皮肤,若烫伤或留罐时间太长而皮肤起水疱时,水疱无需处理,仅敷以消毒纱布,防止擦破即可。水疱较大时用消毒针将水放出,涂以碘伏药水,或用消毒纱布包敷,以防感染。

5. 皮肤有过敏、溃疡、水肿者,高热抽搐者和孕妇的腹部和腰骶部位不宜拔罐。

第三节　药罐技术

药罐技术是以罐为工具,利用煮沸药液或者闪火法,排出罐内空气,快速吸拔于腧穴或相应体表部位,使局部皮肤充血或瘀血,配合药液的作用,罐药结合以达到防治疾病的外治方法。本法适用于各种慢性病,如腰痛、陈旧性扭挫伤、不寐、痛经等。

药罐常用罐具有竹罐、木罐、玻璃罐等。

一、操作方法

(一)吸拔方法

1. 煮罐法　此法一般使用竹罐或木罐。将罐倒置在沸水或药液中,煮沸 2min,用镊子夹住罐底,提出后用毛巾吸去表面水分,趁热按在皮肤上。所用药液可根据病情选定。

(1)适应证:风湿痹痛、扭挫伤、失眠、痛经等。

(2)提示:拔罐时要根据病证所拔部位及范围大小选择不同的发疱药和不同规格的竹罐、木罐,操作要迅速、准确;药罐取出时,要甩净水珠,以免烫伤皮肤。

2. 储药罐法　此法一般使用玻璃罐。将罐中放入一定量(一般为罐容积的 1/3～2/3)的药液(温度保持在 45℃左右),用闪火法,一手拿罐,另一手持点燃的 95% 医用乙醇棉球迅速入罐转一圈,将罐扣在选定部位。

(1)适应证:风湿痹痛、扭挫伤、失眠、痛经等。

(2)提示:拔罐时要根据病证及所拔部位、范围大小选择不同的药物和玻璃罐,操作要迅速、准确;若吸拔部位呈水平面,应先将拔罐部位调整为侧面后再起罐,以防药液漏出。

(二)起罐方法

起罐时,右手拇指或示指在罐口旁边轻轻按压,使空气进入罐内,顺势将罐取下。不可硬行上提或旋转提拔。应用储药罐时,若吸拔部位呈水平面,应先将拔罐部位调整为侧面后再起罐。

二、适用范围

药罐法适用于各种慢性病,如腰痛、陈旧性扭挫伤、不寐、痛经等。其中煮罐法多用于实证,包括气滞血瘀证、风寒痹阻证等;药罐法适应证广泛,虚实皆可,临床需随证调整药方和腧穴处方,如不寐的虚证,选择背俞穴和补益安神类药物,腰痛的气滞血瘀证,则宜选择膀胱经穴位及活血化瘀类药物。

三、禁忌证

1. 精神过于紧张、醉酒、过饥、过饱、过劳、抽搐不合作者。

2. 重度心脏病、呼吸衰竭、皮肤局部溃烂或高度过敏、活动性肺结核、全身消瘦以致皮肤失去弹性、全身高度浮肿者及恶性肿瘤患者。

3. 有出血性疾病者。

4. 妊娠妇女腹部和腰骶部及妇女五官部位、前后二阴禁用,儿童禁用重手法。

5. 局部有疝疾(如脐疝、腹壁疝、腹股沟疝等)、静脉曲张、癌肿等禁用。

四、注意事项

1. 拔罐时要选择适当体位和肌肉丰满的部位,骨骼凹凸不平及毛发较多的部位均不适宜。

2. 拔罐时要根据不同部位选择大小适宜的罐,拔罐的吸附力度应视病情而定,身体强壮者力量可稍大,年老体弱及儿童力量应小。

3. 拔罐和留罐中要注意观察患者的反应,患者如有不适感应立即取罐;严重者可让患者平卧,保暖并饮热水或糖水,还可揉内关、合谷、太阳、足三里等穴。

4. 注意勿灼伤或烫伤皮肤,若烫伤或留罐时间太长而皮肤起水疱时,水疱无需处理,仅敷以消毒纱布,防止擦破即可。水疱较大时用消毒针将水放出,涂以碘伏药水,或用消毒纱布包敷,以防感染。

5. 皮肤有过敏、溃疡、水肿者,高热抽搐者,孕妇的腹部和腰骶部位不宜拔罐。

第四节　刺络拔罐技术

刺络拔罐技术是以采血针、罐为工具,根据病情择定放血部位,局部刺络放血后,在放血部位拔罐,使相应络脉处瘀、热、寒邪在负压作用下随血被吸拔出来,以达到治疗疾病的外治方法。常用于感冒、肩凝症、腰痛病、项痹证等疾病。

采血针可用三棱针,也可根据病情需要选取梅花针、一次性采血针或注射器针头等。罐具主要选用透明的玻璃罐,便于观察出血量,方便消毒。

一、操作方法

(一)刺络方法

1. 刺络脉方法　先选定怒张的络脉,然后在其近心端用橡皮管进行结扎,局部进行轻轻拍打后对皮肤进行常规消毒,以采血针具于怒张络脉上选择1～3个点快速进行点刺。注意所选择的点都须在一个罐口大小的范围内。

2. 梅花针扣刺方法　先选定扣刺部位,对选定部位进行常规消毒,持一次性梅花针具以标准姿势对消毒区域进行叩刺,刺激强度以中度、重度为宜。

(二)拔罐方法

可以用火罐(详见本章第一节火罐技术)或抽气罐(详见本章第二节抽气罐技术),吸拔于已刺血的部位。用梅花针条呈带状叩刺时,可以在重点叩刺的区域选择数个部位进行拔罐。

(三)留罐方法

将罐吸拔以后,留罐5～10min。夏季炎热时节、常人或虚实兼夹之人留5min即可,冬季寒冷时节、壮硕之人可以延长至10min。留罐期间,嘱患者勿变更体位。

(四)起罐及善后

起罐方法与火罐法、抽气罐法相同。起罐后以无菌干棉球擦去血块,并用碘伏局部消毒。嘱患者勿污染患处,24h内局部不要沾水。

提示:检查针具,排除针尖有钩毛缺损的情况;针具及针刺局部皮肤应严格消毒;疗程视病情轻重和患者体质而定,通常隔天或每3天治疗1次。

二、适用范围

刺络拔罐广泛应用于各种热证、寒证及瘀血证,如发热、乳腺炎、急性腰扭伤、带状疱疹、周围性面神经炎、踝关节扭伤、软组织扭挫伤、急性中暑、腰椎间盘突出症、流行性感冒、腱鞘囊肿等。

三、禁忌证

1. 精神过于紧张、醉酒、过饥、过饱、过劳、抽搐不合作者。

2. 重度心脏病、呼吸衰竭、皮肤局部溃烂或高度过敏、活动性肺结核、全身消瘦以致皮肤失去弹性、全身高度浮肿者及恶性肿瘤患者。

3. 有出血性疾病者。

4. 妊娠妇女腹部和腰骶部及妇女五官部位、前后二阴禁用,儿童禁用重手法。

5. 局部有疝疾(如脐疝、腹壁疝、腹股沟疝等)、静脉曲张、癌肿等禁用。

四、注意事项

1. 拔罐时要选择适当体位和肌肉丰满的部位,骨骼凹凸不平及毛发较多的部位均不适宜。

2. 拔罐时要根据不同部位选择大小适宜的罐,拔罐的吸附力度应视病情而定,身体强壮者力量可稍大,年老体弱及儿童力量应小。

3. 拔罐和留罐中要注意观察患者的反应,患者如有不适感应立即取罐;严重者可让患者平卧,保暖并饮热水或糖水,还可揉内关、合谷、太阳、足三里等穴。

4. 皮肤过敏、溃疡、水肿者,高热抽搐者,孕妇的腹部和腰骶部位,不宜拔罐。

5. 用火罐法拔罐时应注意防火。

6. 应严格按照无菌操作的规范进行操作。

第七章 其他技术

第一节 刮痧技术

刮痧技术是用特制的器具,依据中医经络腧穴理论,在体表进行相应的手法刮拭,以达防治疾病的方法。刮痧可以调和阴阳、扶正祛邪、疏通经络、活血化瘀、开窍泄热、通达阳气、泻下秽浊、排除毒素等。刮痧具有操作简便、易学易懂、经济安全、取效迅捷、易于普及的特点,广泛应用于内、外、妇、儿、五官等各科疾病。

一、刮痧工具

(一)刮痧板种类

按材质分类分为水牛角、玉石、砭石、陶瓷刮痧板,及其他材质刮痧板如贝壳、木制品以及边缘光滑的嫩竹板、瓷器片、小汤匙、铜钱、硬币、玻璃等。

按形状分类分为椭圆形、方形、缺口形、三角形、梳形刮痧板。

(二)刮痧介质

刮痧前必须在刮痧部位涂上适量的润滑剂,即刮痧介质,可减轻疼痛,避免皮肤损伤,增强疗效。目前刮痧介质有刮痧油、刮痧乳和其他介质(包括植物油、白酒、水、滑石粉及日常生活中一些质地细腻、润滑的物质如润肤霜等)。

二、操作方法

选取适当的刮痧部位,并选择患者舒适持久、操作者便于操作的治疗体位。刮痧室要求整洁卫生,温度适中,以患者感觉舒适为宜。操作者双手、刮痧部位、刮痧板要进行必要的清洁和消毒。

（一）持板方法

一般为单手握板,将刮痧板放置掌心,由拇指和示指、中指夹住刮痧板,环指和小指紧贴刮痧板边角,从刮痧板的两侧和底部三个角度固定刮痧板,要求掌虚指实。

（二）涂抹刮痧介质

在操作部位涂上刮痧介质后,用刮痧板涂抹均匀。

（三）刮痧的顺序和方向

顺序原则上先头面后手足,先背腰后胸腹,先上肢后下肢。刮痧方向由上向下、由内向外,单方向刮拭。

（四）刮拭方式

按刮痧板接触体表部位可分为以下 6 种:

1. 摩擦法　将刮痧板与皮肤直接紧贴,或隔衣布进行有规律的旋转移动,或直线式往返移动,使皮肤产生热感。

2. 梳刮法　将刮痧板从前额发髻处及双侧太阳穴处向后发际处做有规律的单方向刮拭,刮痧板与皮肤成 45°,如梳头状。

3. 点压法　将刮痧板的边角直接点压穴位,力量以患者能承受为度,保持数秒后快速抬起,重复操作 5～10 次。

4. 按揉法　用刮痧板在体表穴位处点压按揉,点下后往返来回或顺时针、逆时针旋转。操作时紧贴皮肤不移动,每分钟按揉 50～100 次。

5. 角刮法　将刮痧板的棱角接触皮肤,与体表成 45°,自上而下或由里向外刮拭,手法要灵活、勿用力过猛而损伤皮肤。

6. 边刮法　刮痧板的长条棱边与体表接触成 45° 进行刮拭。

刮痧刺激量与刮拭时的按压力及刮拭的时间、速度有着密切的联系。按压力大、刮拭速度快、作用时间长,则刮痧刺激量大,反之则刺激量小。

刮痧的时间一般每个部位 20～30 次,以患者能耐受或出痧为度,局部刮痧宜 10～20min,全身刮痧宜 20～30min。初次刮拭时间不宜过长,手法不宜过重。两次刮痧之间宜间隔 3～6 天,或以皮肤上痧退、手压皮肤无痛感为宜,若刮痧部位的痧斑未退,不宜在原部位进行刮拭。刮痧时注意用力要均匀,由轻到重,按力量大小可以分为轻刮法和重刮法。刮痧时的速度因人而异,按刮拭的频率快慢可以分快刮法、慢刮法和颤刮法。

由于体质与病情不同,刮痧部位会出现鲜红色、暗红色、紫色及青黑色的散在、密集分布的斑点、斑块,重者皮下深层能触及大小不一的包块硬结。一般数天后可自行消退。

三、注意事项

1. 对于初次接受刮痧治疗的患者,应做解释工作,消除其恐惧心理,取得患者配合;勿在患者过饥、过饱及过度紧张的情况下进行刮痧治疗;婴幼儿及老年人,刮拭手法用力宜轻。

2. 刮痧前要选择空气流通清新的治疗场所,注意保暖。夏季不可在有过堂风的地方刮痧,以防汗后感寒。

3. 刮痧手法要用力均匀,手法由轻到重,以患者忍受为度,达到出痧为止。不可一味追求出痧而用重手法或延长刮痧时间。痧斑未退的部位不宜反复刮拭,再次刮痧时间需间隔 3～6 天,以原痧斑消退为准。

4. 刮痧中如出现精神疲惫、头晕目眩、面色苍白、恶心欲吐、出冷汗、心慌、四肢发凉或血压下降,应立即停止刮痧,抚慰患者勿紧张,助其平卧,注意保暖,饮温开水或糖水。密切注意血压、心率变化,严重时按晕厥处理。

5. 刮痧后宜饮温水一杯,休息片刻。应禁食生冷、辛辣、油腻之品。为避免风寒之邪侵袭,须待皮肤毛孔闭合恢复原状后,方可洗浴,一般需 3h 左右。

四、禁忌证

1. 严重心脑血管疾病、肝肾功能不全等疾病出现浮肿者。

2. 有出血倾向的疾病,如严重贫血、血小板减少性紫癜、血友病等。

3. 局部有疖肿、痈疮、瘢痕、溃烂、传染性皮肤病等疾病。

4. 新发生的骨折部位、静脉曲张部位、皮下不明原因的包块及未合的小儿囟门等处。

5. 刮痧不配合者,如醉酒、精神分裂症、抽搐等。

6. 特殊部位,如眼睛、口唇、舌体、耳孔、鼻孔、乳头、肚脐、前后二阴以及大血管显现处等部位,孕妇的腹部和腰骶部。

第二节　穴位敷贴技术

穴位敷贴技术是指在某些穴位上敷贴药物,通过药物和腧穴的共同作用以治疗疾病的一种方法。穴位敷贴技术的历史悠久,广泛应用于内、外、妇、儿、皮肤、五官等科的多种急性或慢性疾病。适用病证主要包括感冒、哮喘、关节炎、三叉神经痛、面神经麻痹、神经衰弱、胃下垂、腹泻、冠心病、糖尿病、遗精、阳痿、月经病、牙痛、口疮、小儿夜啼、厌食、遗尿等。此外,还可用于防病保健。

一、敷贴药物

凡是临床上有效的汤剂、丸剂,都可以熬膏或研末用作穴位敷贴。

药物多用通经走窜、开窍活络之品,以率诸药开结行滞,直达病所,祛邪外出。常用的有冰片、麝香、丁香、花椒、白芥子、乳香、没药、肉桂、细辛、白芷、姜、葱、蒜等药。多选气味俱厚、生猛有毒之品,如生南星、生半夏、生川乌、生草乌、巴豆、斑蝥、蓖麻子、大戟等。选择适当的溶剂调和药物或熬膏,可促进药物吸收,提高疗效,常用的调和方法有酒调、醋调、油调、姜汁调等。此外水、蜂蜜、蛋清、凡士林等也可作为敷贴调和溶剂,还可针对病情应用药物的浸膏做溶剂。

常用剂型有膏剂、饼剂、丸剂、散剂、糊剂及其他剂型如膜剂、水(酒)渍剂、泥剂等。

二、操作方法

(一)选穴处方

穴位敷贴技术是以脏腑经络学说为基础,通过辨证选取敷贴的腧穴。腧穴力求少而精。一般选穴有以下特点:

1. 选取病变局部穴位,如膝关节疾病可敷贴于疼痛局部或犊鼻等。

2. 辨证选穴,根据脏腑或经络辨证,选取相应脏腑的背俞穴或循经远道腧穴,如消化不良敷贴脾俞、足三里。

3. 选用经验穴以敷贴药物,如吴茱萸敷贴涌泉治疗小儿流涎,细辛敷贴肺俞治疗百日咳等。

4. 选用常用腧穴以敷贴药物,如神阙、涌泉、膏肓等。

(二)敷贴方法

根据所选穴位,采取适当体位,准确取穴,用75%医用乙醇棉球擦净,然后敷药。也可使用助渗剂,在敷药前先在穴位上涂以助渗剂或将助渗剂与药物调和后再用。对于所敷之药,无论是糊剂、膏剂或捣烂的鲜品,均应将其很好地固定,以免移位或脱落。目前有专供敷贴穴位的特制敷料,使用固定都非常方便。

如需换药,可用消毒干棉球温水或各种植物油,或石蜡油轻轻擦去黏在皮肤上的药物,擦干后再敷药。一般情况下,刺激性小的药物,每隔1～3天换药1次。不需溶剂调和的药物,还可适当延长到5～7天换药1次。刺激性大的药物,应视患者的反应和发疱程度确定敷贴时间,数分钟至数小时不等;如需再敷贴,应待局部皮肤愈后再敷贴,或改用其他有效穴位交替敷贴。

敷脐疗法每次敷贴3～24h,隔日1次,所选用药物不应为刺激性大及发疱之品。冬病夏治穴位敷贴从每年入伏到末伏,每7～10天贴1次,每次贴3～6h,连续3年为1个疗程。

色素沉着、潮红、微痒、烧灼感、疼痛、轻微红肿、轻度出水疱属于穴位敷贴的正常皮肤反应。如出现小水疱一般不做特殊处理,让其自然吸收。大水疱予以消毒并用针具挑破其底部,排出液体,并再次消毒预防感染。破溃的水疱应做消毒处理后,外用无菌纱布包扎以防感染。

三、注意事项

1. 凡用溶剂调敷药物,需随调配随敷贴,以防时间过长,药性发挥。

2. 若用膏剂敷贴,膏剂温度不应超过45℃,以免烫伤皮肤。

3. 对胶布过敏者,可选用低过敏胶布或用绷带固定药物。

4. 刺激性强的药物如斑蝥、马钱子、巴豆等敷贴药量宜少,面积宜小,时间宜短,防止中毒。

5. 能引起皮肤发疱的药物不宜敷贴面部和关节部位。

6. 久病、体弱、消瘦、孕妇、幼儿以及有严重心肝肾功能障碍者慎用。

7. 敷贴部位有创伤、溃疡者禁用。

8. 敷贴后若出现范围较大、程度较重的皮肤红斑、水疱、瘙痒现象,应立即停止敷贴,并进行对症处理。出现全身性皮肤过敏症状者,应及时到医院就诊。

9. 对于残留在皮肤的药膏等,不宜用刺激性物品擦洗。

10. 敷贴药物后注意局部防水。

四、异常情况及处理措施

敷贴后局部皮肤可出现潮红、轻微红肿、小水疱、微痒、烧灼感、色素沉着等情况,均为药物的正常刺激作用,不需特殊处理,但应注意保持局部干燥,不要搓、抓局部,也不要使用洗浴用品及涂抹其他止痒药品,防止对局部皮肤的进一步刺激。若出现以下异常情况,应及时进行处理:

1. 敷贴处有烧灼或针刺样剧痛,难以忍受时,可提前揭去药物,及时终止敷贴。

2. 皮肤过敏可外用抗过敏药膏或防过敏敷贴。若敷贴过程中出现过敏范围较大、程度较重的皮肤红斑、水疱、瘙痒现象,应立即停药,进行对症处理。出现全身性皮肤过敏症状者,应及时到医院就诊处理。

3. 皮肤出现小水疱,可表面涂抹碘伏,让其自然吸收。若水疱较大,可先用消毒针从水疱下端刺破,排尽疱液,或用一次性注射器抽出疱液,然后涂以甲紫溶液收敛,破溃水疱处也可涂以消炎软膏,外用消毒敷料包扎,以防感染。如果水疱体积较大,或水疱中有脓性分泌物,或出现皮肤破溃、露出皮下组织、出血等现象,应到专业医院对症治疗。

第三节　中药熏洗技术

中药熏洗技术是以中医理论为指导,利用不同药物加清水煎煮后,分别运用熏、洗、浸、浴等不同操作方法来治疗疾病或养生保健的一种中医外治法。中药熏洗技术具有疏通腠理、祛风除湿、清热解毒、杀虫止痒等功效,适用于内、外、妇、皮肤、骨伤及五官科等疾病。

一、全身熏洗法

全身熏洗法是将药物煎汤,趁热在全身进行熏蒸、淋洗或浸浴,以达到疏通腠理、温经散寒、活血化瘀、祛风除湿、清热解毒、杀虫止痒等作用的一种外治方法。在密闭房间中,将配制好的药物放入锅中煮沸,待蒸汽加热使室内气温达到40℃左右即可进行治疗,蒸熏15~20min后,待室温降低,再用药液洗浴。

(一)操作方法

准备浴盆或浴池,取坐位。按病证配制处方,加清水,煎煮沸后取出药液倒入浴盆或浴池,外罩塑料薄膜或布单。患者头部外露,进行熏疗,待药液温度不烫时,再淋洗、毛巾蘸洗或浸渍全身。每日熏1~2次,每次时间一般为15~30min,最长不超过1h。

(二)适用范围

本法适用于内、外、妇、皮肤、骨伤及五官科等疾病。治疗病证主要有感冒、咳嗽、哮喘、中风、高血压、头痛、腹胀、便秘、疔疮、疖肿、痈疽、痔疮、肛裂、软组织损伤、月经病、带下病、宫颈糜烂、盆腔炎、骨折、脱臼、肩周炎、骨质增生、湿疹、皮肤瘙痒、手足癣、银屑病、扁平疣、结膜炎、睑腺炎、泪囊炎、鼻窦炎、唇炎、耳疮等。

(三)注意事项

1. 恶性肿瘤、严重心脏病、重症高血压、呼吸困难及有出血倾向的患者禁用熏洗法;急性传染性疾病、年老体弱、严重心血管疾病、严重贫血、活动性肺结核等,禁用全身熏洗法。对于年老和心、肺、脑等病患者,不宜单独洗浴,应有家属助浴,洗浴时间不可太长,尤其是全身热水浴。

2. 某些需长时间熏洗的疾病,可将洗净的鹅卵石烧红,放入盆内,加强蒸发。

3. 熏洗过程中保持熏洗液温度适中,随时观察患者的面色和生命体征,询问患者的反应,如有不适或一旦发生晕厥,应及时扶出浴盆,平卧休息,同时给患者喝白开水或糖水,补充体液与能量。或用冷水洗脚,使下肢血管收缩,头部供血充足。

4. 全身药浴后应慢慢从浴盆中起身,以免出现直立性低血压,造成一过性脑部缺血、眩晕。熏洗后,要立即拭干皮肤,避免当风。

二、局部熏洗法

局部熏洗法是将药物煎汤,趁热在局部患处熏蒸、淋洗或浸浴,以达到疏通腠理、温经散寒、活血化瘀、祛风除湿、清热解毒、杀虫止痒等作用的一种外治方法。

(一)操作方法

1. 眼部熏洗法 将药液趁热倒入治疗碗,药液温度控制在 50℃左右,盖上带孔的多层纱布,协助患者保持端坐位,头部向前倾,眼部对准碗口开展熏蒸,待药液温度适宜时,应用镊子夹取纱布蘸药液淋洗眼部,稍凉即换,每次 15～30min。也可用洗眼杯盛温热药汤,患者先低头,使洗眼杯口紧扣在患眼上,接着紧持洗眼杯随同抬头,不断开阖眼睑,转动眼球,使眼部与药液接触。如患眼分泌物较多,应用新鲜药液多洗几次。洗毕,用毛巾轻轻擦干眼部,然后闭目休息 5～10min。用无菌纱布敷盖患眼,胶布固定或带上眼罩。

2. 四肢熏洗法 上肢熏洗时,将药液趁热倒入盆中,患肢架在盆上,用浴巾或布单围盖后熏蒸,待温度适宜时,将患肢浸泡在药液中泡洗约 10min。下肢熏洗时,将药液趁热倒入木桶或铁桶中,桶内置一只小木凳,略高出药液面,患者坐在椅子上,将患足放在桶内小木凳上,用布单将桶口及腿盖严,进行熏蒸。待药液温度适宜时,取出小木凳将患足浸泡在药液中,时间 10～20min。根据病情需要,药液可浸至踝关节或膝关节部位。熏洗完毕,用干毛巾擦干皮肤,注意避风。

3. 坐浴法 将药液趁热倒入盆中,上置带孔木盖,协助患者脱去内裤,坐在木盖上熏蒸,待药液温度适宜时,拿去木盖,坐入盆中泡洗或用纱布淋洗。药液偏凉时,更换药液,每次洗 20～30min,每日 1 次。

(二)适用范围

缓解患者的关节疼痛、肿胀、屈伸不利、皮肤瘙痒等症状。减轻眼科疾病引起的眼结膜红肿、痒痛、糜烂等。促进肛肠疾患的伤口愈合,如外痔肿痛、肛旁脓肿、内痔脱出、痔切除或瘘管手术后。治疗妇女会阴部瘙痒、带下过多等症状。应用于骨折后康复。

（三）注意事项

1. 凡是面部急性炎症渗出明显的皮肤病患者慎用。眼部有新鲜出血和恶疮者忌用此法。

2. 伤口部位进行熏洗时，应按照无菌技术规程进行；包扎部位进行熏洗时，应揭去敷料，熏洗完毕后，更换消毒敷料；所用物品需清洁消毒，避免交叉感染；餐后半小时内不宜熏洗，年老，心、肺、脑病，体质虚弱，水肿患者熏洗时间不宜过长，以防虚脱；颜面部蒸腾者，操作后间隔半小时才能外出，以防感冒。

3. 观察患者的反应，及时了解患者生理及心理感受。若出现异常，应立即停止，协助患者卧床休息。

第四节 中药督脉熏蒸技术

中药督脉熏蒸是以中医理论为指导，利用药物煎煮后所产生的蒸汽，结合热喷系统，融热度、湿度、药物、经络刺激于一体，作用于人体督脉，激发人体阳气，达到宣通络脉、通畅气血、扶正祛邪的一种中医外治疗法。《理瀹骈文》指出"外治之理，即内治之理；外治之药，亦即内治之药，所异者法耳"。实践证明，中药督脉熏蒸疗法作用直接，疗效确切，适应证广，毒副作用少。

在中医学理论指导下，基于经络理论和古代熏蒸疗法，通过督脉熏蒸床智能加热温控，对中药药汁进行蒸煮（仿古加热），源源不断的中药蒸汽以对流和传导的方式直接作用于人体背部经络（督脉、膀胱经），同时督脉热喷系统，能促进皮肤对药物的吸收，唤醒皮肤对温度的敏感性。一方面蒸汽扩张局部血管，促进体表组织的血液循环，改善皮肤的吸收作用，加速皮肤的新陈代谢；另一方面熏蒸药物中逸出的中药粒子（为分子或离子）通过经络渗入皮肤、组织，进入血液循环，发挥祛邪解表、化湿消肿、化瘀止痛或扶正益气等作用，从而消除病灶、恢复机体。这种疗法是集中了中医药疗、热疗、汽疗、中药离子渗透治疗疗法等多种功能，融热度、湿度、药物、经络刺激于一体，作用于督脉，激发人体阳气，达到宣通络脉，通畅气血，扶正祛邪的作用。

一、中药督脉熏蒸作用原理

督主一身之阳,任主一身之阴,两者共同调节着人体阴阳脉气的平衡。贯通人体任、督二脉之气血通畅,可以使人保养生命,促进健康,养护精神,延年益寿。本篇主要介绍督脉熏蒸与妇科、产科相关的作用原理。

(一)贯脊通肾,温通阳脉,畅行一身阳气

《难经·二十八难》:"督脉者,起于下极之俞,并于脊里,上至风府,入属于脑。" 督脉起于胞中,下出会阴,后行于腰背正中,循脊柱上行,经项部至风府穴,进入脑内,再回出上至头项,沿头部正中线,经头顶、额部、鼻部、上唇,到唇系带处,总督一身之阳经,六条阳经都与督脉交会于大椎。督脉循行于背部正中线,与手足三阳经及阳维脉交会,为阳脉之总纲,有总督、统领阳脉,调节阳经气血,主导一身阳气功能活动的作用。督脉的"督"字,意指总督人体精、气、神的含义。

从循行路线上看,督脉主要在背部。背为阳,说明督脉对全身阳经脉气有统率、督促的作用,所以又有"总督诸阳"和"阳脉之海"的说法。督脉的功能可概括为两点:

1. 督脉为阳脉之海,调节阳经气血 督脉多次与手足三阳经及阳维脉相交会,与各阳经都有联系,所以对全身阳经气血起调节作用。

2. 反映脑髓和肾的功能 督脉行脊里,入络脑,又络肾,与脑、髓、肾关系密切,可反映脑、髓、肾的生理功能和病理变化。肾为先天之本,主髓通脑,主生殖,故脊强、厥冷及精冷不育等生殖系统疾患与督脉有关。脑为元神之府,经脉的神气活动与脑有密切关系,所以督脉与人的神志、精神状态密切相关。

《素问·骨空论》云:"督脉为病,脊强反折……此生病,从少腹上冲心而痛,不得前后,为冲疝;其女子不孕,癃、痔、遗溺、嗌干。督脉生病,治督脉,治在骨上,甚者在脐下营。"督脉为阳脉之海,又因其贯脊属肾,所以督脉能维系一身元气。而女子以血为本,月经以血为用,冲脉盛,月事以时下。血由脏腑所化生。妇女常以血虚阳虚、气机郁滞为多见。由此可知,督脉为病,阳气不足或阳脉不通,则可导致妇科、产科疾病。用中药进行督脉熏蒸,能温通督脉经气,激发肾脏元气、培补人体阳气;能疏通十二经脉,畅通

全身气血,通痹止痛,除湿排毒。临床上,可以治疗月经不调、经期头痛、产后关节痛、产后腹痛、脏躁等妇科、产后疾病。

(二)交通冲任,温经破瘀,祛除一身阴霾

《素问·骨空论》曰:"任脉者,起于中极之下,以上毛际,循腹里,上关元,至咽喉,上颐,循面,入目。"《灵枢·五音五味》云:"冲脉、任脉皆起于胞中"。任、冲二脉与督脉同始于胞宫,任脉下出于会阴部,经阴器向上到阴毛处沿腹里上出关里,沿胸腹正中线至咽喉部,再经下颚络唇口,沿面部入眼内,另一支与冲脉同沿盆腔的脊柱里面上行。任脉与足三阴经在小腹相交,与手三阴经足三阴经相通,因此任脉对阴经气血有调节作用,故为"阴脉之海",统领一身之阴经,调节阴经气血。

女子属阴,以血为用,寒湿之邪更易与血相搏,寒湿更易凝结经脉,遏阻阳气,以致胞脉阻滞,导致月经不调、痛经、闭经、产后身痛等。同时,冲任之阴血需督脉阳气的温煦方可发挥濡养之作用。没有阳气的鼓动、升提、温煦,阴阳互根互用,则无胞宫之藏泄有时。督脉、冲任脉皆出于胞中,通过督脉熏蒸,可交通冲任,调节全身血气,祛除体内寒湿之邪、化瘀消痛。临床上常用于治疗带下病、不孕症、产后排尿困难、产后自汗、盗汗、脏躁、经断前后诸证等。

(三)畅通玄府,运化气液,斡旋一身气机

《素问·水热穴论》云:"肾汗出逢于风,内不得入于脏腑,外不得越于皮肤,客于玄府……所谓玄府者,汗空也。""玄府"的本意就是毛窍汗孔。玄者,幽玄细微也。人体任何组织结构以至世间万物,其"气出入升降之道路门户"均为"玄府"。大至皮肤,小至爪牙,皆有物质及信息内外交流的道路门户。同时,刘完素认为,玄府不仅是气液通行的窍道,也是神机出入的门户。《素问·生气通天论》曰:"故阳气者,一日而主外,平旦人气生,日中而阳气隆,日西而阳气已虚,气门乃闭。"故阳气是玄府(气门)开闭的关键。任、督二脉为一身阴阳之总督,统领全身阴阳经脉,络贯全身。全身之玄府开合,有赖于阳气盛衰,有赖于任、督二脉通畅与否。

刘完素认为火热病证大多皆由阳气怫郁、不能通畅、不得散越,气液不得宣通所致。而当今之人,大多数酷爱冷饮、寒凉之品,又因长期端坐于空调室内,少外出运动,故火热病证并不常见,反而是寒湿袭体,闭塞玄府腠

理,郁阻阳气为多见。另一方面,女子以血为本,而肝藏血,肝血不足,则肝郁气滞,也会导致玄府郁闭。所以在临床上,仍然继承刘氏"宣通之法",但改用督脉熏蒸外治,畅通玄府、开郁散结,运化经脉气液,斡旋全身气机,起到预防、治疗疾病的作用。

(四)创新给药,激发阳络,促进玄府运化

督脉本身是人体阳气的通道,是人体最重要的中枢系统。玄府是人体内环境与外界交流的隧道。《灵枢·经脉》:"经脉十二者,伏行分肉之间,深而不见;其常见者,足太阴过于外踝之上,无所隐故也。诸脉之浮而常见者,皆络脉也。"杨上善《太素·卷第九·经脉皮部》云:"浮,谓大小络见于皮者也。"浮络是指位于皮下浅表的络脉。因为位浅如浮,也阳络。结合现代医学的观点,浮络与表浅的静脉相合,亦名青筋。《素问·皮部论》:"视其部中有浮络者,皆阳明之络也……视其部中有浮络者,皆少阳之络也……视其部中有浮络者,皆太阳之络也。"络脉是十二经脉重要分支,是连接玄府与经脉、脏腑重要通道,是畅通玄府运化重要场所。妇女经常因肢端静脉循环差,常常表现为四肢怕冷、青紫、疼痛等,这也是玄府闭塞、浮(阳)络瘀滞所导致的。这就是妇女更适合督脉熏蒸的原因。

中药督脉熏蒸以督脉为基、以玄府为道、以熏蒸为法,疏通人体原本瘀堵的"高速公路",以期达到内环境与外环境的平和。热喷熏蒸"经皮给药"的方式,达到双重促透作用,可令药物的有效成分通过人体"玄府",激发阳络通道,渗入督脉,从而进入人体发挥作用,避免了药物对胃肠道的刺激,也避免了消化酶分解造成的破坏作用,同时还减轻了肝脏和肾脏的负担。

中药督脉熏蒸技术并不是简单的热敷,而是通过玄府–阳络–督脉–脏腑给药途径,进入人体,平衡阴阳,调节机体内外脏腑平衡。

二、中药督脉熏蒸操作

(一)操作方法

中药督脉熏蒸是保健常用的治疗方法,可用于预防、治疗多种疾病。其用于治疗妇科、产科类的操作方法可以概括为如下 3 种:

1. 温气补血法(补阳气) 温气补血法是最常用的方法,属于"八法"中的"温法""补法",也是督脉熏蒸核心和基础的用法。此法特点是缓和、轻柔、舒适,治疗时间长、皮肤不发红或微发红、隐隐汗意。

（1）适合病证:可用于月经过少、月经延期、产后血晕、产后关节痛、产后自汗或盗汗等,辨证为阳气不足证、血虚证、气血双亏证、阳虚内寒证、脏腑虚弱证等。

（2）主要症状:肢冷畏寒、自汗、盗汗、神疲肢软、少气懒言;或伴头晕目眩;月经量多或少,色淡红,小腹隐痛或微痛,多喜按,或空坠;或伴腰酸背痛、四肢关节酸楚、麻木;舌淡或淡红,苔白润,脉虚缓或脉沉弱。

（3）基本治法:温阳补气,补血养血,通督疏经活络。

（4）基本方药:桂枝、白芍、黄芪、人参、白术、升麻、炙甘草、防风、熟地黄、茯苓、当归、川芎、独活、桑寄生、肉桂、杜仲、川断、生姜。

（5）操作要求

1）根据临床症状或辨证结果,选取补气养血、温经通脉为原则的药方（温气补血方）,并煎取纯药液。

2）根据确定施治部位,并加注药液,每部位药液不少于500ml。

3）喷头加注促透剂,每个2.5ml。

4）调整设定温度为60～80℃。

5）熏蒸床铺巾,预热药液6～9min。

（6）治疗时间:一般为3～4疗程,每个疗程7～10次;每次45min,虚弱程度重者,时间可以适当延长。

（7）注意事项

1）根据患者体质,体感温度不能过高,以不超过60℃为宜。

2）热证、暑热证、湿热证患者不推荐使用此法。

3）可配合其他疗法,如温针灸、药饼灸、中药内服等。

2.化瘀止痛法（调气机）　化瘀止痛法主要适用于寒袭机体,玄府郁闭,从而阳气郁阻,气机不畅,导致经络不通,痹阻日久,出现肢体麻木、酸痛、疼痛等症状。本法属于“八法”中的“和法”,也是督脉熏蒸常用疗法。此法特点是刺激量适中、治疗时间不长、皮肤稍微发红为度、微微出汗为宜。

（1）适合病证:可用于痛经、闭经、产后腹痛、产后关节痛等,辨证为寒湿凝滞证、肝郁气滞证、血瘀证等。

（2）主要症状：失眠、多梦，精神抑郁，烦躁易怒，时叹气，胃脘不舒，嗳气食少，舌红或暗红，苔薄白或薄黄，伴或不伴舌下静脉曲张，脉细、脉弦或弦涩；月经过多或少，或先后不定期，甚者闭经，色紫黑有血块，小腹疼痛拒按，伴经前乳房胀痛，或产后周身关节酸痛，或疼痛剧烈、麻木重着等。

（3）基本治法：养血祛风，散寒除湿，开府宣痹止痛。

（4）基本方药：独活、桑寄生、秦艽、防风、细辛、当归、白芍、川芎、干地黄、杜仲、牛膝、人参、茯苓、甘草、肉桂、桃仁、红花、赤芍、香附、木香、续断、乳香、没药、五灵脂、地龙、鹿角、桂枝、羌活等。

（5）操作要求

1）根据临床症状或辨证结果，选取行气止痛、活血化瘀为原则的药方（宣通气机方）萃取纯药液。

2）确定施治部位，并加注药液，每部位药液不少于 500ml。

3）喷头加注促透剂，每个 2.5ml。

4）调整设定温度为 60～80℃。

5）熏蒸床铺巾，预热药液 6～9min。

（6）治疗时间：3 个疗程为 1 个阶段，每个疗程 7～10 次；每次 45min。

（7）注意事项

1）根据患者体质，体感温度不能过高，不超过 60℃为宜。

2）寒湿证、湿热证患者不推荐使用此法。

3）可配合其他疗法，如温针灸、药饼灸、对症配合中药内服等。

3. 清热化湿法（除湿热）　清热化湿法主要适用于湿热之邪由表入里，外壅玄府、内郁脏腑，外邪不得散，内邪不得出，内外交困，湿热蕴结，流注冲任或脏腑，或湿热胶着，日久蕴而成毒，驻留内脏，或侵蚀脏腑。本法属于"八法"中的"清法"。此法特点是刺激量较大、治疗时间短、皮肤发红较重、全身汗出为宜。

（1）适合病证：痛经、腹痛、带下病、产后恶露不绝等，辨证为血热证、湿热证、湿毒证。

（2）主要症状：身热，心烦，口苦口干，便干或黏而不爽，舌红，苔薄黄或黄腻，脉滑数或濡数；伴身痛明显，以下腹为多见，拒按；或伴肢体关节可见肿胀或疼痛；带下或产后恶露不止、量多，色紫，或有臭味。

（3）基本治法：清热凉血，化湿解毒，开府通络排浊。

（4）基本方药：当归、黄芩、白芍、川芎、桃仁、薏苡仁、牡丹皮、丹参、赤芍、延胡索、泽兰、红藤、败酱草、连翘、金银花、栀子、苍术、黄柏等。

（5）操作要求

1）根据临床症状或辨证结果，选取化湿排毒、活血化瘀为原则的药方（化湿排毒方）萃取纯药液。

2）确定施治部位，并加注药液，每部位药液不少于 500ml。

3）喷头加注促透剂，每个 2.5ml。

4）调整温度为 60～80℃。

5）熏蒸床铺巾，预热药液 6～9min。

（6）治疗时间：2 个疗程为 1 个阶段，每个疗程 7～10 次；每次 35min。建议不超过 40min。

（7）注意事项

1）根据患者体质，温度较常温偏高，不超过 60℃为宜。

2）寒证或虚证患者不推荐使用此法。

备注：湿毒证严重者，建议先行温气补血法 3～5 次开通玄府，但时间可以适当缩短，然后再行清热化湿法 2～3 个疗程。

（二）操作流程

1. 治疗前

（1）诊断患者，选取合适药方，并确定治疗方案，对患者进行安全和注意事项宣讲。

（2）测量患者脊柱的施治体表长度。方法：用软尺测量从风府穴到长强穴的距离，然后调整移动滑块确定治疗区域的长度。

（3）尽量暴露患者治疗部位，如颈部、背部或腰臀部，且不影响熏蒸或喷雾，护士辅助患者仰卧位。

（4）让患者适当挪动身体，调整到舒适体位，护士慢慢拧松气阀，使气囊逐步放气。

（5）告知患者产生自行性牵引的机制和感受。

2. 治疗中

（1）在设定治疗时间为 45min 的模式下，首次放气后，维持牵引状态

10min 后第二次充足头部气囊,维持充气状态 5min,时间到后第二次放气,维持牵引状态 15min;时间到后第三次放气,维持牵引状态 10min,时间到后第三次充气,直至结束。

（2）在设定治疗时间为 30min 的模式下,首次放气后,维持牵引状态 10min,时间到后充足头部气囊,维持充气状态 5min（放松）,时间到后缓慢放气,维持牵引状态 10min,时间到后缓慢放气直至结束。

3. 治疗后

（1）扶患者起床,擦干背部水珠,按要求拍背。

（2）空心掌由颈至骶拍背 3 个轮回,颈肩部从左到右、腰骶部从左到右 3 个轮回。

（3）嘱患者治疗已结束,协助有需要的患者穿好衣服,倾倒中药,整理用物。

三、适用范围

临床可见于月经过少、月经延期、闭经、痛经、带下病、产后血晕、产后关节痛、产后自汗或盗汗、产后恶露不绝、产后腹痛等。

四、注意事项

1. 根据患者体质,体感温度不能过高,不超过 60℃为宜。

2. 可配合其他疗法,如温针灸、药饼灸、中药内服等。

五、禁忌证

1. 月经期、孕妇禁用。

2. 皮肤溃疡、皮肤对药物严重过敏者禁用。

3. 高血压Ⅲ期、严重心脏病患者、皮肤感觉失常者慎用。

第五节　中药热熨敷技术

中药热熨敷技术是将药物或其他物品加热后,敷于人体患部或腧穴的一种治疗方法。本法借助温热之力,将药性由表达里,通过皮毛腠理,循经

运行,达到温经通络、活血行气、调整脏腑阴阳从而防治疾病的效果。其简
便安全、清洁环保,是治疗疾病简便易行的方法之一。现代医学认为热敷
时可使局部血管扩张,改善血液循环,促进局部炎症和瘀血的吸收,既可以
发挥药物的作用,也加强了在局部的温热效果。

一、药物选择

药物可以是治疗该病的内服药,也可以是服剩的药渣。多选用气味辛
香雄烈之品,加热后较易透入皮肤而发挥温热和药性的双重作用。药物选
择主要分为以下 4 类:

1. 活血化瘀类　当归、乳香、没药、川芎、鸡血藤、桃仁、红花、牛膝、降
香、苏木、血竭等。

2. 祛风除湿类　独活、威灵仙、防己、秦艽、豨莶草、木瓜、徐长卿、海桐
皮、寻骨风、海风藤、千年健、油松节、伸筋草、忍冬藤、半夏、天南星等。

3. 散寒止痛类　桂枝、麻黄、生姜、荆芥、防风、羌活、附子、干姜、肉桂、
吴茱萸、花椒、丁香等。

4. 行气通经类　木香、香附、沉香、檀香、橘皮、桑枝、路路通、全蝎、蜈
蚣、地龙、丝瓜络等。

二、操作方法

(一)干热熨敷法

这是用热水袋热敷的方法。将 $60 \sim 70\,^{\circ}\!C$ 的热水灌满热水袋容量的
2/3,排出气体,旋紧袋口(注意不要漏水)。将热水袋装入布套或用布包好
敷于患部,一般每次热敷 $20 \sim 30min$,每日 $3 \sim 4$ 次。如无热水袋,亦可用
金属水壶(注意用毛巾包好),或用炒热的食盐、米或沙子装入布袋来代替。

(二)湿热熨敷法

根据病情选择适当的方剂,将中草药置于布袋内,放入锅中加热煮沸
或蒸 20min 左右。把两块小毛巾纱布趁热浸在药液内,轮流取出并拧半干,
用手腕掌侧测试其温度是否适当(必须不烫时才能敷于患部),上面再盖以
棉垫,以免热气散失,大约每 5min 更换一次,总计 $20 \sim 30min$。每日可敷
$3 \sim 4$ 次。亦可将药袋从锅中取出,滤水片刻,然后将药袋放在治疗的部位

上。每次热熨敷后应及时观察局部皮肤是否出现红肿、疼痛、皮疹,如出现烫伤或者出现瘙痒、皮疹等过敏症状应及时到医院就诊。

三、适用范围

本法适用范围广泛,包括内、外、妇、儿科多种疾病。治疗病证主要有胃脘痛、肠易激综合征、急性气管 – 支气管炎、老年慢性咳嗽、2 型糖尿病周围神经病变、膝关节炎、腰椎间盘突出症、颈椎病、肩关节疼痛、肌筋膜炎、冻疮、慢性盆腔炎、慢性盆腔疼痛、带下病、月经不调、闭经、痛经、小儿咳嗽、小儿支气管肺炎、小儿腹泻等。此外,还可用于防病保健。

四、注意事项

1. 高血压时禁用热敷,热证疾病禁用热敷。

2. 做完热敷注意保暖,防止受寒着凉。

3. 热敷药物使用时间不能过长,以免变质,需一天一换。

4. 热敷的部位主要是项背、四肢和腰部。

5. 热敷的温度应以患者能忍受为度,要避免发生烫伤。对皮肤感觉迟钝的患者尤需注意。

五、禁忌证

1. 局部皮肤有创伤、溃疡、感染者或有较严重的皮肤病者。

2. 孕妇腹部和腰骶部以及某些可促进子宫收缩的穴位,如合谷、三阴交等应禁止中药熨敷,有些药物如麝香等孕妇禁用,以免引起流产。

3. 颜面五官部位慎用。

4. 艾滋病、结核病或其他传染病者以及血液病、发热、严重心肝肾功能障碍者慎用。

第六节 针刀技术

针刀技术是以应用现代"针刀"为独特器具治疗临床各种疾病的一项新技术,是在针灸临床技术基础上,结合现代解剖知识,对人体组织可以进行刺激、切割、分离,达到活血化瘀、舒筋通络、除痹止痛、补虚泻实的作用。

一、针刀器具

针刀技术的主要器具是针刀。针刀由针刀柄、针刀体和针刀刃三部分组成。针刀柄是针刀体尾端的扁平结构,其形状为葫芦形。针刀体是针刀刃与针刀柄之间的连接部分,其形状与针灸针针体类似,直径 1～5mm。针刀前端为刀刃,宽 0.8～3mm,刀柄与针刀前端的刀刃在同一平面内,以便确定刀刃的方向。

二、基本操作方法

为患者实施针刀治疗,一般按照以下步骤进行操作:

1. 定点 在确定病变部位和精确掌握该处的解剖结构后,在进针刀部位用记号笔做标记。

2. 消毒 用碘伏进行局部皮肤消毒,然后铺无菌洞巾。

3. 麻醉 以皮肤标记点为中心,用 1% 利多卡因 1ml 局部逐层后退式浸润麻醉。

4. 进针 操作者先戴好无菌橡皮手套,然后持针刀。持针刀时一般右手示指和拇指捏持针刀柄,针刀柄的方向即刀口线方向;中指指腹抵住针刀体中上部,环指和小指置于施术部位的皮肤上,作为针刀刃在刺入时的支撑点,以控制进针刀深度。之后,按四步进针刀规程刺入:第一步,将刀口轻抵进针刀点;第二步,使刀口线与大血管、神经及肌腱走向平行;第三步,刀口抵压皮肤使之向下凹陷,将浅表的血管、神经挤到两侧;第四步,迅速刺破皮肤,透皮以后缓慢进针刀到达治疗部位。

5. 松解 根据治疗需要,用针刀在不同的解剖层次进行点刺、切割、剥离。如在筋膜层减张可用针刀在筋膜表面散在点刺 3～5 针。做条索状粘连松解可沿纵轴方向连续进行线性切割。

6. 出针 完成治疗操作后,拔出针刀的同时用无菌敷料覆盖针孔,操作者指端垂直按压 3min,最后用无菌敷料或创可贴覆盖针孔 8～12h。

三、适应证

1. 各种软组织损伤性疾病及周围神经卡压性疾病等,如肌筋膜炎、韧带损伤、腕管综合征、腱鞘炎等。

2. 各种骨关节退行性疾病,如颈椎病、腰椎间盘突出症、骨性关节炎等。

3. 脊柱侧弯及创伤性后遗症,如骨折、四肢手术后引起的关节强直和皮肤瘢痕等。

4. 与脊柱相关的内科和妇科疾病,如慢性支气管炎、支气管哮喘、慢性胃炎、胃溃疡、糖尿病、痛经、月经不调、慢性盆腔炎等疾病。

5. 先天性斜颈、膝内翻(O形腿)、膝外翻(X形腿)等儿科疾病。

四、禁忌证

1. 凝血机制异常者为绝对禁忌证。

2. 施术部位有红肿、灼热、皮肤感染、肌肉坏死,或在深部有脓肿者。

3. 有心、脑、肾脏器衰竭者。

4. 患有严重糖尿病、皮肤破溃不易愈合者。

5. 既往有高血压,血压不易控制者。

6. 严重代谢性疾病,如肝硬化、活动性结核患者。

五、注意事项

1. 明确诊断,排除禁忌证。做好患者术前思想工作,完成术前签字。

2. 做好手术环境、手术用品和术野皮肤消毒,医护人员术中严格按照无菌要求操作。

3. 术中注意观察患者反应,若发生晕针刀、断针刀、损伤重要血管、神经及骨折等情况,应及时对症处理。

4. 术后做好手术部位护理,一般3天内勿湿水,预防伤口感染。

5. 根据疾病需求,配合术后手法辅助治疗和指导患者做相应功能锻炼,以利于疾病康复。

第二部分
妇女常见疾病中医药健康保健

第八章 月经病

第一节 痛经

一、定义

痛经是临床常见病,亦称"经行腹痛",指妇女正值经期或经行前后出现周期性小腹疼痛,或伴腰骶酸痛,甚至剧痛晕厥,影响正常工作及生活的疾病。其病因有生活所伤、情志不和、六淫为害,痛经的发生与冲任、胞宫的周期性生理变化密切相关。病因病机可概括为"不荣则痛"或"不通则痛",辨证重在明辨虚实寒热。素体肝肾亏损,气血虚弱,经期前后气血骤虚,故"不荣则痛";肝郁气滞、寒邪凝滞、湿热郁结等因素导致的瘀血阻络,客于胞宫,损伤冲任,气血运行不畅,故"不通则痛"。

西医学原发性痛经及子宫内膜异位症、子宫腺肌病、盆腔炎性疾病等引起的继发性痛经可参照本病辨证治疗。

二、治疗

(一)毫针治疗

1. 实证 毫针泻法,寒邪甚者可用艾灸。主穴:三阴交、中极。配穴:寒凝者加归来、地机;气滞者加太冲;腹胀者加天枢、气海;胁痛者加阳陵泉、光明;胸闷者加内关。

2. 虚证 毫针补法,可加用灸法。主穴:三阴交、足三里、气海。配穴:气血亏虚加脾俞、胃俞;肝肾不足加太溪、肝俞、肾俞;头晕耳鸣加悬钟。

（二）皮内针刺法

1. 揿钉型皮内针法　取耳穴内生殖器、内分泌、肾;公孙采用揿钉型皮内针法。

2. 颗粒型皮内针法　取中极、地机、次髎。

（三）耳穴压豆

1. 主穴　内生殖器、内分泌、神门。

2. 配穴　肝、肾、皮质下、交感。

（四）平衡针灸

痛经穴是以部位功能命名的特定穴位,临床可用于治疗妇科病证。特别对经前期综合征、子宫内膜异位症、原发性痛经疗效显著。

定位:在胸骨柄正中线 1/2 处,相当于第 4 肋间隙。

取穴原则:定位取穴。

针刺特点:以针刺第 4 肋间静脉的前皮支的内侧支产生针感为宜。

针刺方法:采用一步到位针刺法,3 寸毫针向下平刺 2 寸,待针体进入一定深度后即可出针,不提插、不捻转。

针感:以局部出现酸、麻、胀为主,并向腹部和下腹部放射。

功能:温中散寒,活血化瘀;止痛退热,抑菌消炎。

（五）推拿治疗

以"通调气血"为主。如因虚而致痛经者,以补为通;因气郁而致血滞者,以行气为主,佐以活血;因寒湿凝滞而引起瘀滞不通者,以温经化瘀为主。

穴位:气海、关元、章门、期门、足三里、肾俞、八髎、肝俞、膈俞、脾俞、胃俞等。

手法:一指禅推、摩、按、揉、擦等法。

操作:患者取仰卧位,操作者以掌摩法顺时针方向摩小腹部 5min。一指禅推气海、关元,每穴约 2min。患者取俯卧位,操作者以摩法作用于腰部脊柱两旁及骶部 5min。按揉肾俞、八髎,每穴 1～2min。掌擦法横擦八髎,使之有温热感。

（六）灸法治疗

穴位:肾俞、关元、气海、神阙、命门、八髎、阿是穴。

操作：以上诸穴以回旋灸、循经往返灸、雀啄灸、定点灸四个步骤施灸。至灸感消失为度，每日 1 次，10 次为 1 个疗程。

（七）温针灸

主穴：关元、合谷、子宫、归来、三阴交。

配穴：寒湿凝滞型配中极、水道、地机；气滞血瘀型配气海、太冲；气血两虚型配中脘、足三里、血海；肝肾虚损型配肝俞、足三里、照海。

操作：患者取卧位，暴露治疗部位皮肤，针刺前做好消毒工作，消毒范围主要包括针具器械、操作者的双手、患者的施术部位、治疗用具等。选用 25～30 号毫针，以押手固定腧穴的位置，夹持针身协助刺手进针，使针身有所依附，保持针垂直，力达针尖，以利于进针时减少疼痛和协助调节、控制针感。刺手在进针时运指力于针尖，使针刺入皮肤，行针时便于左右捻转、上下提插和弹震刮搓以及出针时的手法操作。进针深度根据患者肌肉情况，一般为 0.8±0.2cm。针灸得气后，选取相应的腧穴施艾炷 2～3 壮。

（八）穴位敷贴法

穴位：子宫、三阴交、气海、阿是穴。

操作：采用活血止痛中药，痛经发作时进行敷贴，1～3 日更换 1 次，直至疼痛症状消除。

三、调护

注重经期、产后卫生，以减少痛经发生。患者经期保暖，避免受寒；保持精神愉快，气机畅达，经血流畅；注意调摄，慎勿为外邪所伤；不可过用寒凉或滋腻的药物，不可服食生冷之品。以上注意事项均有利于减缓疼痛，促进疾病早期向愈。

第二节　经行乳房胀痛

一、定义

每于行经前后或正值经期出现乳房作胀，或乳头胀痒疼痛，甚至不能触衣者，称为"经行乳房胀痛"。本病主要由肝失条达或肝肾失养所致，七情内伤,肝气郁结,气血运行不畅,脉络欠通,"不通则痛";或肝肾亏虚,乳络失于濡养而痛,"不荣则痛"。

西医学经前期综合征出现的乳房胀痛可参照本病辨证治疗。

二、治疗

(一)毫针治疗

取膻中、乳根、期门、肩井等穴,针灸并用,以疏肝理气。气滞血瘀者,加百会、太冲、次髎调气活血;气血不足者,加血海、脾俞、足三里补益气血。

(二)耳穴压豆

取胃、肝、肾、皮质下、内分泌、胸椎、神门、内生殖器穴的敏感点。

(三)穴位埋线

主穴:子宫、膻中、太冲、三阴交、阳陵泉。肝气郁滞加地机、肝俞;肾虚肝郁加太溪、肾俞、关元;脾虚肝郁加漏谷、足三里、脾俞。

(四)循经推拿法

经络:背部选足太阳膀胱经、督脉,前胸选足阳明胃经、足厥阴肝经、任脉,手臂内侧选手厥阴心包经。

主要选穴:脾俞、肝俞、屋翳、神道、乳根、章门、期门、膻中。

手法:主要以按揉、平推为主,每日1次,经前7日开始治疗,至无乳房胀痛结束。

(五)拔罐

肺俞、心俞、肠俞、大肠俞、中脘。每日1次,每次留罐15min,经前7日开始治疗,经来停止治疗。

(六)刮痧

部位:乳房疼痛部位、背部督脉及两侧膀胱经。

以患者最大忍耐度,出痧为止,1～2日1次,经前7日治疗,经行停止。

三、调护

应保持心情舒畅、情绪稳定;应适当控制脂肪类食物的摄入,及时治疗月经失调等妇科疾患和其他内分泌疾病;对发病高危人群要重视定期检查。

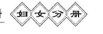

第三节　经行头痛

一、定义

每遇经期或行经前后，出现以头痛为主要症状，经后辄止者，称为"经行头痛"。本病属于内伤性头痛范畴，其发作与月经密切相关，常见的病因有情志内伤，肝郁化火，上扰清窍；或瘀血内阻，络脉不通；或素体血虚，经行时阴血益感不足，脑失所养。

西医学经前期综合征出现头痛者可参照本病辨证治疗。

二、治疗

（一）毫针治疗

肝肾阴虚者以针刺为主，平补平泻或补泻兼施。取穴百会、关元、肾俞、太溪、三阴交。肝肾阴虚、肝阳上亢者，加风池、太冲、涌泉补益肝肾，平肝潜阳，于经前 7 日开始治疗，痛止停针。

（二）耳穴压豆

主穴取内分泌、心、肾、内生殖器、神门。

（三）刺络放血

选取双侧肝俞、膈俞、心俞，进行刺络放血治疗，每 3 日 1 次，中病即止（虚证患者慎用）。

（四）火针治疗

头维、率谷、百会、阿是穴。

（五）头皮针刺

头针刺顶中线、双侧颞前线、颞后线、枕下旁线、顶颞后斜线下 2/5。

（六）中药敷贴

以葛根、天花粉组成药方敷贴大椎穴，每日 2h，经前 7 日开始治疗，痛止停用。

三、调护

注意情志调养，尤其在经期，必须保持情绪稳定、心情愉快，以使气调血和,避免恼怒及紧张;饮食有节,合理调摄,克服偏食习惯,不可过于偏食生冷、辛辣刺激的食物;注意劳逸结合,适当休息,避风寒;积极治疗其他疾病,慢性失血患者应尽快明确诊断,及时治疗;根据体质进行适当的体育锻炼,如散步等。

第四节 经行咳嗽

一、定义

每遇经期或行经前后出现以咳嗽为主要症状,经后辄止者,称为"经行咳嗽"。本病的发生与经期的生理变化、患者情志因素和体质因素有密切关系。与肺、肝、脾、肾紧密相关。

二、治疗

(一)毫针治疗

肺俞、中府、三阴交、太渊。气短乏力配足三里、气海;胁痛配阳陵泉;胸痛配膻中,每日1次,于经前7日开始治疗,咳嗽停止后结束治疗。

(二)拔罐

肺俞、大椎、风门、膏肓,留罐10～15min起罐。

(三)穴位敷贴

风门、膻中、肺俞、丰隆、定喘,用白芥子、细辛、苍术、甘遂、丁香、川芎等量研磨成细粉,加入生姜汁,贴于穴位。

(四)耳穴压豆

取肺、脾、肝、神门、气管,每次选用2～3个穴进行压豆。

(五)皮肤针

取第1～7胸椎两侧足太阳膀胱经、颈前气管两侧膻中、天突进行叩刺,每日1次,于经前7日开始治疗,咳嗽停止后停止叩刺。

(六)推拿治疗

主要选穴:取肺俞、肩井、列缺、肝俞、脾俞、尺泽。

手法:采用一指禅推法、按法、揉法、拿法、擦法等。

操作:患者俯卧位,操作者站于其身侧,用一指禅推法在患者背部两侧膀胱经往返治疗,时间 3～5min。继上势,操作者用拇指按揉肺俞、肝俞、脾俞穴,每穴 1min。继上势,操作者沿背部两侧膀胱经用擦法治疗,以透热为度。患者坐位,操作者站于患者一侧按揉列缺、尺泽穴,拿肩井穴,每穴 1min。搓两侧胁肋部,以微热为佳,每日 1 次。

三、调护

咳嗽可见于多种呼吸系统疾病,因此必须明确诊断,以免延误治疗。症状较重者,应配合其他疗法;注意日常调护,避免感冒。戒烟、酒,忌食辛辣肥腻之品;加强锻炼,增强体质,提高机体免疫能力。

第五节　经行泄泻

一、定义

每值经行前后或经期大便溏薄甚或水泻,日解数次,经净自止者,称为"经行泄泻"。脾肾虚弱之人多发本病。脾主运化,肾主温煦,为胃之关,主司二便。经行时脾肾更虚,遂致泄泻。

二、治疗

(一)毫针治疗

百会、神门、中脘、气海、三阴交、太冲可起整体调理作用,再配以天枢、上巨虚、足三里毫针治疗,留针 30min,每隔 5min 行针一次,以增强针感,提高针刺疗效。于月经前 5 日针刺治疗,月经期停止治疗。

(二)灸法治疗

取适量姜汁涂抹施灸部位,将药粉(党参、白术、茯苓、砂仁、莲子、吴茱萸、肉豆蔻、香附、白芍)并佐以少许冰片组成先填满神阙穴,再均匀撒至施灸部位的十字纵横线上(呈宽约 1cm 的细条状),接着把桑皮纸十字交叉对称覆盖在撒好的药粉上,并借助压舌板等工具将制好的姜泥沿十字垒成上窄下宽的梯形(高 3cm,上宽约 5cm,下宽约 6cm),在垒好的十字状姜泥的横线、竖线中间均浅压呈一凹槽,将备好的艾炷依次首尾压实固定于凹槽中,最后点燃上、中(神阙穴处)、下、左、右共 5 点,待其自行燃尽为 1 壮。连灸 3 壮,约 1.5h。月经来潮前第 5 日进行治疗,每个月经周期治疗 1 次,1 个月经周期为 1 个疗程。

(三)推拿治疗

按揉中脘、气海、脾俞、肾俞和足三里等穴,摩腹,捏脊。

(四)穴位敷贴

药物(小茴香 10g、干姜 6g)睡前用蜂蜜调制成糊状,贴于神阙(肚脐)处,24h 更换一次,于经前 5 日开始治疗,月经干净停用。

(五)埋线

膻中、中脘、水分、气海、关元、天枢、大横、水道、子宫、大椎、至阳、命门、腰阳关、肝俞、脾俞、三焦俞、肾俞、足三里、阴陵泉、上巨虚、三阴交。

(六)耳穴压豆

神门、内分泌、交感、脾、肾、大肠穴。

三、调护

经行泄泻与体质虚弱有关,建议增强体质,预防本病的发生。经行泄泻者应少食油腻不消化食物;经后可服健脾益肾中药调理,增强脾、肾功能,调整冲任气血平衡,能防止复发;对经行泄泻久治不愈者,或症状明显加重者,应考虑肠道病变可能,及时就医。

第六节　经行浮肿

一、定义

每逢月经前后,或正值经期,头面、四肢浮肿者,称为经行浮肿。《叶氏女科证治》称"经来遍身浮肿",《竹林女科》谓"经来浮肿"。本病多因素体脾肾阳虚,正值经期,气血下注胞宫,脾肾益虚,水湿不运;或肝郁气滞,血行不畅,滞而作胀。

西医学经前期综合征出现浮肿者,可参照本病辨证治疗。

二、治疗

(一)毫针治疗

气海、中脘、合谷、足三里、三阴交、血海、肾俞、涌泉针刺治疗,针刺用补法,留针 30min,每隔 5min 行针一次,以增强针感,提高针刺疗效。于月经前 5 日针刺治疗,月经期停止治疗。

(二)中药熏洗

醋香附、花椒、栀子、当归、艾叶、桑枝、川芎、赤芍煎汤熏洗头面及上下肢浮肿部位,每日 1 次。

(三)拔罐

天枢、大横、气海、关元、阴陵泉,留罐 15min,每日 1 次。

(四)穴位敷贴

穴位:肾俞、脾俞、水分、三阴交。

配穴:下肢肿甚时用阴陵泉。

敷贴用药:黄芪、泽泻、桂枝、牡丹皮成细末,用蜜调制,贴于穴位处,24h 更换一次,经前 7 日开始敷贴,经期结束停止。

(五)灸法治疗

天泉、关元、水分、内关、足三里、曲泽温和灸,每次 15min。

三、调护

对经行期浮肿患者,除药物治疗外,必须注意保暖,预防感冒;注意饮食,切忌食用肥甘厚腻、生冷食物,提倡少盐低脂饮食。对于虚证明显的患者,不宜过度劳累,注意休息和睡眠,可适当增加优质蛋白的摄入。

第七节 经行情志异常

一、定义

每值行经前后,或正值经期,出现烦躁易怒,悲伤啼哭,或情志抑郁,喃喃自语,或彻夜不眠,甚或狂躁不安,经后又复如常人者,称为"经行情志异常"。本病多由于情志内伤,肝气郁结,痰火内扰,遇经行气血骤变,扰动心神而致。

西医学的经前期综合征可参照本病辨证治疗。

二、治疗

(一)毫针治疗

三阴交、合谷、内关、百会、神门、太冲,于经前 7 日开始针刺治疗,每次 30min,每日 1 次,连续 10 日为 1 个疗程。

(二)耳穴压豆

神门、子宫、内分泌、皮质下、肝、心、肾患者月经前 1 周开始受治疗,连续治疗 7 日为 1 个疗程。

(三)穴位注射

脾俞、肾俞、心俞、肝俞、内关为主穴,以丹参注射液治疗。

(四)推拿治疗

手法:推法、抹法、按法、揉法、拿法、摩法。

操作:患者坐位,操作者位于患者侧前方,以两拇指分推印堂至太阳 3～5 遍,揉眉弓数次;再分抹眼眶及两旁鼻翼 5～10 遍;两拇指同时按揉太阳、攒竹、四白、迎香,每穴 1min;然后操作者位于患者身后,双手五指分开,拿揉头部两侧,使患者头部有热胀感;拇指按揉百会 1min;继而拿风池及颈项部 2min,再用五指拿五经(由前发际向后发际移动)5～10 次;最后双手捏拿风池、肩井各 1min。患者坐位,操作者站于患者身侧,用双手拇指按揉内关、神门、合谷各 1min。

三、调护

对经行期情志异常患者,除药物治疗外,必须进行心理疏导,针对患者的思想情绪,进行解释安慰,同时将本病的生理、病理特点解释清楚,让其主动配合治疗,在发病期间适当休息,避免情绪紧张,注意饮食均衡,才能获得较好疗效。

第九章　产后康复

第一节　盆底功能障碍

一、定义

盆底功能障碍是指盆底存在缺陷或者由于各种原因引起的盆底支持组织出现松弛的现象。孕妇正常分娩后,会出现阴道壁松弛。盆底肌肉和筋膜会因分娩过程中的过度扩张而造成弹性减弱,有部分产妇会存在肌纤维断裂的问题,给妇女的社会活动带来诸多不便和尴尬,严重影响生活质量。

盆底肌肉和筋膜承托并保持盆腔脏器位于正常位置,而分娩、会阴侧切等可影响盆底肌肉的结构及功能,使其形态和功能上发生不可逆转的改变,进而导致盆底功能障碍疾病。

二、治疗

电针

1. 操作前准备

(1)器具:普通诊疗床、碘伏、棉签、无菌针灸针、无菌棉球等。

(2)环境:清洁卫生,室内安静,温度适宜,避免吹风受凉。

(3)体位:选择患者舒适、能暴露操作部位、便于操作者操作的治疗体位。

(4)部位:患者取仰卧位,暴露针刺局部皮肤。

(5)操作者:双手须修剪指甲,用肥皂水清洗双手。操作时操作者双手温暖,精神专注,态度和蔼,争取产妇的配合。

2. 操作方法与步骤

（1）患者取仰卧位，暴露治疗部位皮肤，针刺前做好消毒工作，消毒范围主要包括针具器械、操作者的双手、患者的施术部位、治疗用具等。

（2）选穴：百会、关元、子宫穴、足三里、三阴交。

（3）嘱患者排空小便，取仰卧位，局部常规消毒后，选用 28 号毫针针刺，百会平刺 0.5 寸，行灸法 20～30min；关元直刺 1 寸，行捻转补法，使针感向小腹部放射；子宫穴直刺 1.5 寸，行提插泻法，使针感向下腹会阴部传导，双侧子宫穴连接电针治疗仪，采用疏密波，电流强度以患者能耐受为度，通电时间 30min；足三里直刺 1.5 寸，行捻转补法，使针感向下肢传导；三阴交直刺 1 寸，行提插补法，使针感向下肢传导。在留针的同时，下腹部用远红外线照射，以温热感为度。

3. 操作时间与疗程

于平产后 24h 开始，针灸穴位治疗 4 天，每次 30min。

4. 注意事项

（1）产妇在过于饥饿、疲劳和精神过度紧张时，不宜立即进行针刺。对身体虚弱、气虚血亏的产妇，进行针刺时手法不宜过强，应尽量选用卧位。

（2）常有自发性出血或损伤后出血不止的产妇，不宜针刺。

（3）皮肤有感染、溃疡、瘢痕或肿瘤的部位，不宜针刺。

（4）对胸、胁、腰、背脏腑所居之处的腧穴，不宜直刺、深刺，肝脾肿大、肺气肿患者更应注意。

（5）电针仪使用前必须检查其性能是否良好，输出值是否正常。

（6）调节电针电流时，应逐渐从小到大，不可突然增强，以防止引起肌肉强烈收缩，造成弯针、折针或晕针等。年老体弱、精神紧张者尤应注意。

（7）电针仪器最大输出电压在 40V 以上者，最大输出电流应限制在 1mA 之内，以防发生触电事故。

（8）不宜将经过温针之后的毫针用作电针，因其表面氧化、质地变脆、导电性下降，容易引发事故。

5. 禁忌

（1）应避免电针电流回路经过心脏，安装心脏起搏器者应禁用电针。

（2）妊娠期妇女的腰骶部和下腹部、乳头、阴部不宜针刺。

三、调护

教导产妇正确的排便姿势,帮助括约肌功能锻炼,协调盆底肌活动,改善阴部神经功能。积极治疗各种慢性疾病,产后避免负重,饮食及情绪的调节也是综合治疗的一部分。产后盆底康复锻炼是一种安全、有效、简便、无损伤的治疗方法,是除了手术之外的一种重要的治疗方法,可以有效预防及治疗产后盆腔器官脱垂及尿失禁。产妇在锻炼时应当循序渐进,适量运动,持之以恒。

第二节　产后耻骨联合分离

一、定义

耻骨联合分离是指骨盆前方两侧耻骨纤维软骨联合处因各种因素出现分离移位,表现为耻骨联合距离增宽或上下脱位,出现局部疼痛和下肢抬举困难等功能障碍的软组织损伤性疾病。

二、治疗

(一)针刀技术

1. 操作前准备

(1)器具:普通诊疗床,碘伏、棉签、刀针、无菌棉球、记号笔等。

(2)环境:清洁卫生,室内安静,温度适宜,避免吹风受凉。

(3)体位:仰卧位及俯卧位,暴露操作部位。

(4)操作者:操作者双手须修剪指甲,用肥皂水清洗双手。操作时操作者双手温暖,精神专注,态度和蔼,争取患者的配合。

2. 操作方法与步骤

(1)产妇先取仰卧位,暴露所需针刺的局部皮肤,针刺前做好消毒工作。

(2)取耻骨联合上缘腹直肌压痛点及软组织异常改变处,耻骨上下支股内收肌附着压痛点,针体垂直骨面,刀口线与肌纤维方向一致,快速进针,由浅入深,针至骨面。

（3）产妇俯卧位,暴露腰骶部,针刺前做好消毒工作。

（4）取骶髂关节压痛点,针体垂直骨面,刀口线与骶髂关节方向一致,快速进针,针至关节内。

3. 操作频率　一周1次,症状好转即可停止治疗。

4. 禁忌　空腹、严重糖尿病患者、较重内科病患者不宜进行治疗。

（二）手术治疗

保守治疗无效者,转骨伤科手术治疗。

三、调护

针后注意休息,避风寒,治疗后24h禁洗澡。

第三节　产后月子病

一、定义

从胎盘娩出到生殖系统及全身各器官（除乳房外）恢复或接近孕前状态,大约需要6～8周,这一时期称为产褥期,俗称"坐月子"。而这一时期孕妇出现的不适表现可称为月子病。

二、治疗

中药督脉熏蒸

中药督脉熏蒸能够疏风散寒、祛风除湿、温经通络、开泄腠理、散邪解肌,协调脏腑功能。

1. 操作前准备

（1）器具:督脉熏蒸床、熏蒸衣物、量杯、注射器等。

（2）环境:清洁卫生,室内安静,温湿度适宜,避免吹风受凉,可播放五行音乐。

（3）体位:选择产妇舒适、能暴露操作部位、便于操作者操作的治疗体位。

（4）部位:产妇采取仰卧位,暴露熏蒸部位。

（5）操作者：操作者双手修剪指甲，用肥皂水清洗双手，做好手消毒卫生。操作者双手温暖，态度和蔼，主动热情，争取产妇的配合。

2. 操作方法与步骤

（1）操作前做好评估，询问有无过敏史，掌握适应证与禁忌证。

（2）操作者做好手卫生，注意保暖，保护好患者隐私。

（3）产妇采取仰卧位，暴露所需要熏蒸的督脉部位。熏蒸前做好预热、药液的配制、调好正确的温度等工作。

（4）根据患者的耐受程度，有无不适反应随时调整治疗时间、治疗的体感温度与预设温度值。若出现皮肤蚁感、微红属于正常现象，有红疹、水疱等过敏现象，应暂停治疗，并报告操作者、科主任，及时配合处理。

（5）治疗过程中，做好巡视工作，询问患者有无需要，观察仪器设备运行情况。进行健康宣教。

（6）治疗结束后，协助穿衣，拍背，观察皮肤情况及患者反应，整理好床单位，处理用物，洗手，记录，做好预约登记及宣教工作。

（7）产妇顺产 12h，人流术后半小时，7～10 次为 1 个疗程，每次 45min。

3. 操作时间与疗程

（1）每天一次或隔天一次，7～10 次为 1 个疗程。

（2）操作不少于 3 次，视病情轻重可增加至 1 个疗程及以上。

4. 注意事项

（1）在治疗过程中，让患者采取适当的体位，注意保暖，保护患者隐私。

（2）注意掌握好温度，以免烫伤皮肤，防止发生眩晕、中暑、烫伤、晕倒等意外情况。

（3）过敏者禁用，有过敏反应时及时对症处理。如局部出现烫伤、水疱，用碘伏消毒棉签进行消毒，水疱太大者，用消毒过的针刺破，做好消毒，再涂以烫伤软膏，防止皮肤继发感染。

（4）熏蒸治疗结束后需饮一杯温开水，休息片刻无不适再离开。

（5）若出现皮肤微红、瘙痒、蚁感为正常现象，如有红疹、水疱等过敏现象，应立即告知护士。

（6）熏蒸治疗时间为 45min（可根据患者病情、耐受程度、年龄、季节、温度而调整）。

（7）若有感觉温度过低、太烫等不适反应,及时按铃通知护士。

5. 禁忌证

（1）患有严重出血性疾病、精神病、传染病、血液病、凝血功能异常者。

（2）开放性创口与感染性病灶。

（3）过敏体质者。

（4）意识不清或使用部位障碍者。

三、调护

1. 多休息,适当运动,出汗后注意防着凉。

2. 勿过度疲劳、忌凉水洗澡。

3. 本病应以预防为主,注意产褥期护理,避风寒,注意保暖,避免居住在寒冷潮湿的环境。

4. 加强营养,增强体质,适当活动,保持心情舒畅,情绪稳定,最忌大喜大怒,以免扰动气血,发生产后疾患。能及时治疗,调摄得当。饮食忌油腻、辛辣刺激性食物,摄取适当,及时治疗康复。

第四节 产后肥胖

一、定义

产后肥胖是指妇女分娩后,由于内分泌和营养摄入方面的一系列改变,产妇变得体重增加,体型肥胖的一种症状。肥胖可导致糖尿病、高血压、高血脂、冠心病等一系列疾病,严重威胁产妇身体健康,给产妇的社会生活带来诸多不便,影响生活质量。

二、治疗

穴位埋线法

1. 操作前准备

（1）器具:普通诊疗床,聚维酮碘溶液、免洗手消毒液、三号医用羊肠线、七号注射针头、针芯、无菌止血钳、无菌剪刀、无菌镊子、棉签、无菌棉球等。

（2）环境：清洁卫生，室内安静，温度适宜，避免吹风受凉。

（3）体位：选择产妇舒适、能暴露操作部位、便于操作者操作的治疗体位。

（4）部位：产妇根据埋线部位取仰卧位、俯卧位，暴露埋线局部皮肤。

（5）操作者：操作者双手须修剪指甲，用肥皂水清洗双手，用免洗手消毒液进行手部消毒。操作时操作者双手温暖，精神专注，态度和蔼，争取产妇的配合。

2. 操作方法与步骤

（1）患者卧位，暴露埋线部位，在穴位上常规消毒。

（2）取穴

主穴：中脘、天枢、曲池、血海、足三里、丰隆、脾俞、胃俞、肾俞等。

配穴：多食善饥配公孙；情志不疏配阳陵泉、肝俞；身体水肿配阴陵泉、三阴交；月经不调配三阴交；肢体酸痛配肾俞；局部肥胖多在局部埋线。

（3）将三号医用羊肠线剪成 1cm 等长线段，取羊肠线穿进七号注射针头内。

（4）操作者左手将穴区皮肤绷紧，将针头快速刺入穴位 1.5～2cm 深，稍作提插，待气至。用针芯抵住羊肠线（针芯为直径 0.4mm×40mm 毫针平头针）缓缓退出针管，将羊肠线留在穴位内；在穴位上贴创口贴。

（5）按同上的操作方法依次埋下一个部位或穴位，根据需要一般一次穴位埋线埋 20～30 个穴位，半个月埋 1 次，特别肥胖者可以 10 天埋线 1次。以上穴位可以交替使用，3 次为 1 个疗程。

3. 注意事项

（1）有严重心脏病、糖尿病、传染病、皮肤病者不宜埋线。

（2）对蛋白过敏者不可埋线。

（3）妇女月经期不可埋线。

（4）产妇在过于饥饿、疲劳和精神过度紧张、身体虚弱、气虚血亏时不宜立即进行埋线。

（5）常有自发性出血或损伤后出血不止的产妇，不宜埋线。

（6）皮肤有感染、溃疡、瘢痕或肿瘤的部位，不宜埋线。

（7）埋线后针眼位置 24h 内不能沾水。

三、调护

1.埋线期间指导患者调整饮食结构,食物坚持三低一高,即低热量、低脂肪、低碳水化合物、高蛋白质。限制摄入过多的脂肪和糖类。宜多食新鲜蔬菜、乳制品、蛋类、水产类等食物。

2.要求患者配合有氧运动,帮助产后妇女建立良好的生活习惯。坚持母乳喂养既保证婴儿营养的需要,又能促进产后体质的尽早恢复,满足现代女性既要健康又要健美的生理以及心理需求。

第五节 子宫复旧不全

一、定义

胎儿及其附属物娩出后的子宫,在产褥期逐渐恢复至未孕状态的过程中称为子宫复旧。一般在产后4～6周可恢复到非孕状态。而在此期间子宫未恢复至孕前正常状态的称为子宫复旧不全。

二、治疗

(一)低频电疗

1.操作前准备

(1)器具:普通诊疗床、碘伏、棉签、无菌棉球,具有具体刺激频率可调可视功能的经皮穴位电刺激仪,不干胶电极片等。

(2)环境:清洁卫生,室内安静,温度适宜,避免吹风受凉。

(3)体位:选择产妇舒适、能暴露操作部位、便于操作者操作的治疗体位。

(4)部位:产妇取卧位,暴露下腹部或腰骶部皮肤。

(5)操作者:操作者双手须修剪指甲,用肥皂水清洗双手。操作时操作者双手温暖,精神专注,态度和蔼,争取产妇的配合。

2.操作方法与步骤 通常患者取卧位,暴露下腹部或腰骶部,消毒皮肤,将一对电极片放置于下腹部或腰骶部,调整至患者能承受的能量值,进行低频电刺激,增加子宫收缩力、改善血液循环,从而达到治疗效果。

3. 禁忌

(1)皮肤破损或溃烂者。

(2)患有严重的原发性疾病、精神病、传染病者。

(二)穴位敷贴技术

1. 操作前准备

(1)器具:普通诊疗床、敷贴药物、碘伏、棉签、无菌棉球等。

(2)环境:清洁卫生,室内安静,温度适宜,避免吹风受凉。

(3)体位:选择产妇舒适、能暴露操作部位、便于操作者操作的治疗体位。

(4)部位:产妇取仰卧位,充分暴露敷贴局部皮肤,注意保暖。

(5)操作者:操作者双手须修剪指甲,用肥皂水清洗双手。操作时操作者双手温暖,精神专注,解释耐心、细致,态度和蔼,争取产妇的配合。

2. 操作方法与步骤

(1)皮肤清洁,无污渍。

(2)观察局部皮肤无红肿、无炎症。

(3)核对敷药部位(关元、气海、中极、子宫穴)。

(4)药液湿度适宜,均匀敷于所需穴位。

(5)敷贴大小合适,以药液不外溢为宜。

3. 注意事项

(1)告知敷贴时间一般为4～6h。

(2)注意敷贴期间不要碰水,局部如有红、肿、痒等可揭去敷贴,如有破损、水疱及时回院查看。

(三)中药督脉熏蒸

1. 操作前准备

(1)器具:督脉熏蒸床、熏蒸衣物、量杯、注射器等。

(2)环境:清洁卫生,室内安静,温湿度适宜,避免吹风受凉,播放五行音乐。

(3)体位:选择产妇舒适、能暴露操作部位、便于操作者操作的治疗体位。

（4）部位:产妇采取仰卧位,暴露熏蒸部位。

（5）操作者:操作者双手修剪指甲,用肥皂水清洗双手,做好手消毒卫生。操作者双手温暖,态度和蔼,主动热情,争取产妇的配合。

2. 操作方法与步骤

（1）环境温度适宜,做好解释工作,调节好预设温度、体感温度。

（2）评估患者皮肤情况,询问病史、有无禁忌证。

（3）协助采取合适体位,暴露颈肩部、后背部督脉及膀胱经,注意保暖和隐私,床帘遮挡。

（4）将中药倒入量杯内,调配好药液剂量,协助患者取合适体位卧于熏蒸床,盖好被子。

（5）根据患者的耐受程度,有无不适反应随时调整治疗时间、治疗的体感温度以及预设温度值,一般熏蒸时间为 45～60min,可根据病情需要适当增减。

（6）治疗过程中,做好巡视工作,及时询问患者有无不适,如有不适及时处理。

（7）治疗结束后,协助患者穿衣、拍背,观察皮肤情况及患者反应。

3. 疗程　产妇分娩后体力恢复适当后,常规熏蒸 7 次,每周 2～3 次。

4. 禁忌证

（1）严重出血性疾病者。

（2）开放性创口者。

（3）感染性病灶者。

（4）极度容易过敏者。

（5）意识不清,或使用部位障碍者。

第六节　产后黄褐斑

一、定义

产后黄褐斑,又称妊娠斑、蝴蝶斑,是以面部发生黄褐斑为特征的色素沉着性皮肤病。

二、治疗

中药面膜

中药面膜是将中药粉和介质调成糊状敷于面部,具有抗菌消炎、活血化瘀、清热解毒,有效修复受损细胞,补充细胞活化因子,并激活新生细胞,加快细胞新陈代谢的作用,从而达到淡斑,祛痘等治疗效果,属于中医经络外治的一种特定方法。

1. 操作前准备

(1)器具:治疗车、治疗盘、局部熏蒸仪、油、温开水、洗面奶、刮痧板、一次性帽子、一次性中单、浴巾、勺子、治疗小碗、调药具、纱布块、蜂蜜、生理盐水、中药面膜粉、耳穴模型、王不留行、探针、乙醇棉球。

(2)环境:清洁卫生,室内安静,温湿度适宜,必要时屏风遮挡。

(3)体位:产妇取舒适体位(仰卧位)。

(4)部位:暴露面部皮肤。

(5)操作者:洗手戴口罩,衣帽整洁,双手温暖,精神专注,态度和蔼。

2. 操作方法与步骤

携用物至床旁,核对产妇姓名,治疗次数,面部有无皮肤破损,清洁产妇脸部,手持刮痧板刮拭脸部,按摩各穴位,涂以调好的中药面膜。核对耳穴后,消毒选定的耳穴,王不留行对准耳穴贴紧并稍加力,使产妇耳朵感到酸麻胀或发热感,贴后每天自行按压数次,每次 1～2min。

3. 操作时间与疗程

(1)隔 3 天一次,连续 10 次为 1 个疗程。

(2)治疗不少于 1 个疗程,视脸部斑块轻重选择疗程。

4. 注意事项

(1)治疗过程中,询问产妇感受和观察局部皮肤反应,避免烫伤皮肤。

(2)每次以贴压一侧耳穴,两耳穴交替贴,注意防水防湿,以免脱落。

(3)敷面膜过程中,勿用手揉眼睛,以防面膜进入眼内。

(4)如产妇治疗过程中,局部皮肤出现瘙痒、刺痛,应立即停止治疗,以防过敏。

5. 禁忌证

（1）如耳郭上有湿疹溃疡、冻疮破溃者，不宜贴耳穴。

（2）对中药粉过敏者慎用。

（3）脸部有破溃者慎用。

三、调护

保持心情愉悦，放松心情。多吃新鲜水果蔬菜。注意防晒，少熬夜。戒烟戒酒。

第七节　产后痔疮

一、定义

女性怀孕后，随着胎儿的发育，子宫也在不断长大，长大的子宫会影响到静脉的流通，造成血液回流不畅，导致痔疮形成。

二、治疗

中药熏洗技术

1. 操作前准备

（1）器具：熏蒸仪、中药、一次性臀垫、杯子、剪刀、大毛巾、毛巾、医用垃圾桶、生活垃圾桶等。

（2）环境：清洁卫生，室内安静，温度适宜，避免吹风受凉。

（3）体位：选择产妇舒适、能暴露操作部位、便于操作者操作的治疗体位。

（4）部位：产妇取卧位，暴露局部皮肤。

（5）操作者：操作者双手须修剪指甲，用肥皂水清洗双手。操作时操作者双手温暖，精神专注，态度和蔼，争取产妇的配合。

2. 操作方法与步骤

（1）先将已煎好的中药倒在熏蒸仪器的容器内，加入水到最高水位线，盖好盖子避免漏气。

（2）接通电源,打开总开关,开始预热药液。

（3）当药液加热到 100℃后会有喷雾喷出,铺上一次性臀垫。产妇平躺于床上取截石位或膝胸位,暴露会阴部,将喷头对准患处,距离皮肤 20cm,固定好位置,使喷出来的雾气对准患处,盖上大毛巾注意保暖,治疗时间不超过 30min,每日 1 次。

（4）治疗完毕,移出喷头,协助产妇用毛巾擦干皮肤上的药水,整理好衣物,注意保暖。

（5）每次熏蒸治疗完后,用消毒毛巾擦干喷头上的水。

（6）整理用物至原位,洗手记录。

3. 治疗时间与疗程　每日 1 次,直至治愈。

4. 注意事项

（1）施行熏蒸疗法时应注意防止烫伤,各种用具应牢固稳定,热源应当合理。

（2）治疗期间对辛辣、油腻、甘甜等食物摄入应适当控制。

（3）熏蒸前操作者要保持双手、患处、容器的清洁卫生。

（4）冬季熏蒸后出室外应注意保暖。

（5）治疗时间不宜超过 30min。

（6）如出现皮肤成片发红者,应立即更方或停止熏蒸治疗。

（7）如出现烫伤,应及时处理,涂上烫伤膏。

5. 禁忌

（1）严重出血者。

（2）心脏病、高血压、严重病危者。

（3）结核病、心力衰竭、肾衰患者。

（4）热感觉障碍患者。

（5）有开放性创口、感染性疾病、体质虚弱的患者。

（6）饭前饭后半小时内、饥饿、过度疲劳者。

三、调护

1. 保持肛门周围清洁,每日用温水清洗,勤换内裤。

2. 加强锻炼,久坐或久站的工作者要经常参加各种锻炼,这样可以改善盆腔长时间充血状况,对预防痔疮有帮助。

3. 保持大便通畅,谨防便秘,合理调配饮食,多食蔬菜、水果、豆类等富含维生素的食物,少食辛辣刺激性食物。对于顽固性便秘,应尽量到医院诊治,平时要养成定时排便的习惯,最好每天早晨排便一次,不要强忍大便或蹲厕时间过长及用力排便。

4. 提肛运动治疗痔疮。方法:全身放松,阴道、肛门用力夹紧,保持 5s,然后慢慢放松 5s,重复收缩。如练习中触摸腹部有紧缩感,表示运动错误。

第八节 产后尿潴留

一、定义

产后尿潴留是指在产后 6～8h 内没有排尿或排尿后残余尿大于 100ml,是产科常见并发症之一。综合国内外文献报道其发生率在 0.45%～45%。

二、治疗

(一)穴位敷贴技术

1. 操作前准备

(1)器具:普通诊疗床、敷贴药物、碘伏、棉签、无菌针灸针、无菌棉球等。

(2)环境:评估病室环境,室内安静,温度适宜,避免吹风受凉。

(3)体位:选择产妇舒适、能暴露操作部位、便于操作者操作的治疗体位。

(4)部位:产妇取仰卧位,暴露敷贴局部皮肤。

(5)操作者:操作者双手须修剪指甲,用肥皂水清洗双手。操作时操作者双手温暖,精神专注,态度和蔼,争取产妇的配合。评估患者主要症状、既往史、药物及敷料过敏史;敷药部位的皮肤情况。告知患者出现皮肤微红为正常现象,若出现皮肤瘙痒、丘疹、水疱等,应立即告知护士。穴位敷贴时间一般为 4～8h。可根据病情、年龄、药物、季节调整时间。若出现敷

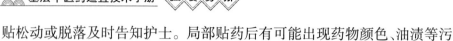

贴松动或脱落及时告知护士。局部贴药后有可能出现药物颜色、油渍等污染衣物。

2. 操作方法与步骤

（1）药物制备：选取白芥子研磨成粉，用白醋或姜汁调成糊状。药物应在使用的当日制备，或者置冰箱冷藏室备用。

（2）核对医嘱，评估患者，做好解释，注意保暖。

（3）选适合的体位，取穴（神阙）并清洁穴位部位。

（4）将已制备好的药物直接贴压于穴位上，然后敷贴固定；或先将药物置于医用胶布黏面正中，再对准穴位粘贴。

（5）观察患者局部皮肤，询问有无不适感。

（6）操作完毕后擦净局部皮肤，协助患者穿衣，安排舒适体位。

3. 注意事项

（1）敷贴期间禁食生冷、海鲜、辛辣刺激性食物。

（2）对胶布过敏者，可选用低过敏胶带或用绷带固定敷贴药物。

（3）对于残留在皮肤的药膏等，不宜用汽油或肥皂等有刺激性物品擦洗。

（4）敷贴药物后，注意局部防水。

（5）皮肤出现小水疱，可表面涂以甲紫溶液，任其自然吸收。水疱较大者，可刺破后外用消毒敷料包扎，以防感染。如果水疱体积较大，应到专业医院对症治疗。

4. 禁忌证

敷贴局部皮肤有创伤、溃疡、感染或有较严重的皮肤病者。

（二）耳针技术

1. 操作前准备

（1）器具：普通诊疗床、毫针、碘伏、棉签、无菌针灸针、无菌棉球等。

（2）环境：清洁卫生，室内安静，温度适宜，避免吹风受凉。

（3）体位：选择产妇舒适、能暴露操作部位、便于操作者操作的治疗体位。

（4）部位：产妇取坐位或仰卧位，暴露耳郭局部皮肤。

（5）操作者：操作者双手须修剪指甲，用肥皂水清洗双手。操作时操作者双手温暖,精神专注,态度和蔼,争取产妇的配合。

(6)穴位:选膀胱、肾、外生殖器、交感、皮质下。

2. 操作方法与步骤

(1)操作者一手固定耳郭,另一手拇、示中指持针刺入耳穴,针刺方向视耳穴所在部位灵活掌握,针刺深度宜0.5～1寸,以不穿透对侧皮肤为度。

(2)针刺手法与留针时间应视患者的病情,体质及耐受度综合考虑。宜留针15～30min,留针期间宜间断行针1～2次。出针时一手固定耳郭,另一手将针拔出,应用无菌干棉球或棉签按压针孔。

3. 注意事项

(1)严格消毒,预防感染。耳郭冻伤或有炎症的部位禁针。若见针眼发红、耳部胀痛,应及时用2%碘伏涂擦,或视感染情况口服抗生素治疗。

(2)耳针亦可发生晕针,需注意预防处理。

4. 禁忌证

(1)体弱、严重贫血、过度疲劳者。

(2)耳局部皮肤破溃、感染者。

(三)推拿疗法

1. 操作前准备

(1)器具:普通诊疗床、凡士林、碘伏、棉签、无菌棉球等。

(2)环境:清洁卫生,室内安静,温度适宜,避免吹风受凉。

(3)体位:选择产妇舒适、能暴露操作部位、便于操作者操作的治疗体位。

(4)部位:产妇取仰卧位,暴露推拿局部皮肤。

(5)操作者:操作者双手须修剪指甲,用肥皂水清洗双手。操作时操作者双手温暖,精神专注,态度和蔼,争取产妇的配合。

2. 操作方法与步骤

(1)掌揉小腹:掌根附着于腹部膀胱充盈处上方,用力斜向内下方,环转摩揉5min,以通利小便。

(2)在关元处推压并间断向耻骨联合方向下推,先轻后重,5～15min。

3. 注意事项

（1）适用于产后尿潴留而膀胱胀大不甚严重者。

（2）操作时注意患者的表情等情况,出现疼痛或痛苦面容时应立即停止推拿。

三、调护

心情舒畅,消除紧张情绪。保持会阴部卫生,避免久坐,避免忍尿。适当运动,增强抵抗力。多饮水,少食肥甘、辛辣、醇酒。

第九节　产后腹胀

一、定义

产后腹胀是由于各种原因,胃的排空被延迟,并且食物不断对胃壁施加压力,在胃中过度发酵以产生大量气体,从而进一步增加胃中的压力而产生腹胀的症状。

二、治疗

穴位敷贴技术

1. 操作前准备

（1）器具:普通诊疗床、敷贴药物、碘伏、棉签、无菌棉球等。

（2）环境:评估病室环境,清洁卫生,室内安静,温度适宜,避免吹风受凉。

（3）体位:选择产妇舒适、能暴露操作部位、便于操作者操作的治疗体位。

（4）部位:产妇取仰卧位,暴露敷贴局部皮肤,注意保暖。

（5）操作者:操作者双手须修剪指甲,用肥皂水清洗双手。操作时操作者双手温暖,精神专注,态度和蔼,争取产妇的配合。评估患者主要症状、既往史、药物及敷料过敏史。敷药部位的皮肤情况。告知患者出现皮肤微红为正常现象,若出现皮肤瘙痒、丘疹、水疱等,应立即告知护士。穴位敷贴时间一般为4~8h。可根据病情、年龄、药物、季节调整时间。若出现敷贴松动或脱落及时告知护士。局部贴药后有可能出现药物颜色、油渍等污染衣物。

(6)穴位:神阙。若行剖宫产手术,进行纵切口,敷料覆盖神阙。可选用天枢或者足三里穴位敷贴治疗。

2. 操作方法与步骤

(1)药物制备:选取厚朴、乌药、枳壳研磨成粉,用姜汁调成糊状。药物应在使用的当日制备,或者置冰箱冷藏室备用。

(2)核对医嘱,评估患者,做好解释,注意保暖。

(3)选适合的体位,取穴并清洁穴位部位。

(4)将已制备好的药物直接贴压于穴位上,然后敷贴固定;或先将药物置于医用胶布黏面正中,再对准穴位粘贴。

(5)观察患者局部皮肤,询问有无不适感。

(6)操作完毕后擦净局部皮肤,协助患者着衣,安排舒适体位。

3. 注意事项

(1)敷贴期间禁食生冷、海鲜、辛辣刺激性食物。

(2)对胶布过敏者,可选用低过敏胶带或用绷带固定敷贴药物。

(3)对于残留在皮肤的药膏等,不宜用汽油或肥皂等有刺激性物品擦洗。

(4)敷贴药物后,注意局部防水。

(5)皮肤出现小水疱,可表面涂以甲紫溶液,任其自然吸收。水疱较大者,可刺破后外用消毒敷料包扎,以防感染。如果水疱体积较大,应到专业医院对症治疗。

4. 禁忌证 敷贴局部皮肤有创伤、溃疡、感染或有较严重的皮肤病者。

三、调护

饮食有节,注意饮食清淡,多食易消化食物。适当运动,增加胃肠道蠕动。保持精神舒畅,避免暴怒、过喜等不良情志刺激。

第十节　产后咳嗽

一、定义

产后咳嗽指的是孕妇分娩之后出现咳嗽的症状。

二、治疗

（一）推拿疗法

1. 操作前准备

（1）器具：普通诊疗床、凡士林、碘伏、棉签、无菌棉球等。

（2）环境：清洁卫生，室内安静，温度适宜，避免吹风受凉。

（3）体位：选择产妇舒适、能暴露操作部位、便于操作者操作的治疗体位。

（4）部位：产妇取坐位，暴露局部皮肤，注意保暖。

（5）操作者：操作者双手须修剪指甲，用肥皂水清洗双手。操作时操作者双手温暖，精神专注，态度和蔼，争取产妇的配合。

2. 操作方法与步骤

（1）患者取坐位，暴露治疗部位皮肤，推拿前做好消毒工作，消毒范围主要包括操作者的双手、患者的施术部位等。

（2）选穴：定喘、肺俞等。

（3）于推拿部位涂抹凡士林等推拿介质，然后掌根以一定的力度于穴位处摩揉，用力平稳均匀。

（二）针灸疗法

1. 操作前准备

（1）器具：普通诊疗床、碘伏、棉签、无菌针灸针、无菌棉球等。

（2）环境：清洁卫生，室内安静，温度适宜，避免吹风受凉。

（3）体位：选择产妇舒适、能暴露操作部位、便于操作者操作的治疗体位。

（4）部位：产妇取坐位，暴露针刺局部皮肤。

（5）操作者：操作者双手须修剪指甲，用肥皂水清洗双手。操作时操作者双手温暖，精神专注，态度和蔼，争取产妇的配合。

2. 操作方法与步骤

（1）患者取坐位，暴露治疗部位皮肤，针刺前做好消毒工作，消毒范围主要包括针具器械、操作者的双手、患者的施术部位、治疗用具等。

（2）选穴：列缺、肺俞、合谷、尺泽等。

（3）针刺时，力争微痛或无痛刺入，同时需要注意确定针刺角度、方向和深度。

3. 注意事项

（1）过于饥饿、疲劳、精神高度紧张者，不行针刺。体质虚弱者，刺激不宜过强。

（2）避开血管针刺，防止出血。

（3）皮肤有感染、溃疡、瘢痕或肿瘤的部位不宜针刺。

（4）防止刺伤重要脏器。

4. 禁忌证　背部腧穴禁止直刺、深刺，以免刺伤肺部，引起气胸。

三、调护

注意气候变化，做好防寒保暖，避免受凉。咳嗽痰多，饮食不宜肥甘厚味，以免蕴湿生痰。适当锻炼，增强体质，提高抗病能力。

第十一节　产后乳少

一、定义

产后乳少为产后母亲乳汁分泌不能满足新生婴儿需求的状态。

二、治疗

（一）针灸疗法

1. 操作前准备

（1）器具：普通诊疗床、碘伏、棉签、无菌针灸针、无菌棉球等。

（2）环境：清洁卫生，室内安静，温度适宜，避免吹风受凉。

（3）体位：选择产妇舒适、能暴露操作部位、便于操作的治疗体位。

（4）部位：产妇取仰卧位、暴露针刺局部皮肤。

（5）操作者：操作者双手须修剪指甲，用肥皂水清洗双手。操作时操作者双手温暖，精神专注，态度和蔼，争取产妇的配合。

2. 操作方法与步骤

（1）患者取仰卧位，暴露治疗部位皮肤，针刺前做好消毒工作，消毒范围主要包括针具器械、操作者的双手、患者的施术部位、治疗用具等。

（2）选穴：选膻中、乳根、少泽、天宗、合谷。

配穴：若气血虚弱者，加足三里、三阴交、脾俞、胃俞、膈俞；肝气郁结者，加太冲、合谷、内关、肝俞。针法为膻中、乳根平刺，针尖向乳头刺入1～1.5寸，以乳房部有胀感为宜，施予泻法或平补平泻法。少泽平刺。气血虚弱者，所加诸穴均用补法，可加艾灸；肝气郁结者，所加诸穴均用泻法或平补平泻法，7～10天为1个疗程。

（二）温和灸

1. 操作前准备

（1）器具：普通诊疗床、碘伏、棉签、无菌棉球等。

（2）环境：清洁卫生，室内安静，温度适宜，避免吹风受凉。

（3）体位：选择产妇舒适、能暴露操作部位、便于操作的治疗体位。

（4）部位：产妇取仰卧位，暴露局部皮肤。

（5）操作者：操作者双手须修剪指甲，用肥皂水清洗双手。操作时操作者双手温暖，精神专注，态度和蔼，争取产妇的配合。

2. 操作方法与步骤

（1）患者取仰卧位，暴露治疗部位皮肤，针刺前做好消毒工作，消毒范围主要包括针具器械、操作者的双手、患者的施术部位、治疗用具等。

（2）选穴：膻中、乳根。

（3）将点燃的艾条对准选择的一个热敏穴位，在距离皮肤3cm左右施行温和灸法，每2min插入30s的雀啄灸法，以患者温热而无灼痛感为施灸强度。每穴施灸时间以热敏灸感消失为度，不拘固定的时间。

（三）耳穴压丸法

1. 操作前准备

（1）器具：耳穴探针及王不留行贴片等。

（2）环境:清洁卫生,室内安静,温度适宜,避免吹风受凉。

（3）体位:选择产妇舒适、能暴露操作部位、便于操作者操作的治疗体位。

（4）部位:产妇取坐位或仰卧位,暴露耳郭局部皮肤。

（5）操作者:操作者双手须修剪指甲,用肥皂水清洗双手。操作时操作者双手温暖,精神专注,态度和蔼,争取产妇的配合。

2. 操作方法与步骤

（1）选穴:胸、乳、内分泌、交感、神门、皮质下、脑、肝、脾、胃及阳性反应点。

（2）先用探针探查耳郭,寻找阳性反应点,然后操作者一手固定耳郭,另一手用镊子夹取耳穴压丸贴片贴压耳穴并适度按揉,根据病情嘱患者按揉。宜留置 2～4 天。

（四）中药熏蒸技术

1. 操作前准备

（1）器具:普通诊疗床、熏蒸仪、碘伏、棉签、无菌棉球等。

（2）环境:清洁卫生,室内安静,温度适宜,避免吹风受凉。

（3）体位:选择产妇舒适、能暴露操作部位、便于操作者操作的治疗体位。

（4）部位:产妇取坐位,暴露熏蒸局部皮肤。

（5）操作者:操作者双手须修剪指甲,用肥皂水清洗双手。操作时操作者双手温暖,精神专注,态度和蔼,争取产妇的配合。

2. 操作方法与步骤

（1）蒲公英 10g、全瓜蒌 20g、夏枯草 10g、香附 10g、丝瓜络 10g、橘皮 15g、路路通 10g、桔梗 10g、白芷 10g、王不留行 10g,煎汤。

（2）患者取坐位,用煎好的汤剂熏洗双乳。每日熏 1～2 次,时间一般为 15～30min,最长不超过 1h。

（3）熏洗后用手掌来回轻揉乳房。手法按摩前用中药熏蒸 20 分,情绪紧张,乳管痉挛者可持续到手法操作完毕。

三、调护

养成良好的哺乳习惯,按需哺乳,勤哺乳。产妇保证足够的睡眠和足

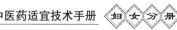

够的营养,但饮食不要太过油腻,鼓励产妇少量多餐、多食新鲜水果和蔬菜。多饮营养汤水。多食催乳食品,如花生米、木耳、香菇等。

第十二节　产后身痛

一、定义

产后身痛指的是产妇在产褥期出现肢体关节酸楚、疼痛、麻木、重着肿胀等症。

二、治疗

(一)针灸疗法

1. 操作前准备

(1)器具:普通诊疗床、碘伏、棉签、无菌针灸针、无菌棉球等。

(2)环境:清洁卫生,室内安静,温度适宜,避免吹风受凉。

(3)体位:选择产妇舒适、能暴露操作部位、便于操作的治疗体位。

(4)部位:产妇取仰卧位、暴露针刺局部皮肤。

(5)操作者:操作者双手须修剪指甲,用肥皂水清洗双手。操作时操作者双手温暖,精神专注,态度和蔼,争取产妇的配合。

2. 操作方法与步骤

(1)患者取仰卧位,暴露治疗部位皮肤,针刺前做好消毒工作,消毒范围主要包括针具器械、操作者的双手、患者的施术部位、治疗用具等。

(2)选穴:脾俞、膈俞、阴陵泉、足三里、大杼、肾俞、命门、关元、三阴交。针刺补法加灸。

(二)耳针技术

1. 操作前准备

(1)器具:普通诊疗床、碘伏、棉签、无菌针灸针、无菌棉球等。

(2)环境:清洁卫生,室内安静,温度适宜,避免吹风受凉。

(3)体位:选择产妇舒适、能暴露操作部位、便于操作者操作的治疗体位。

(4)部位:产妇取坐位或仰卧位,暴露耳郭局部皮肤。

（5）操作者：操作者双手须修剪指甲，用肥皂水清洗双手。操作时操作者双手温暖，精神专注，态度和蔼，争取产妇的配合。

2. 操作方法与步骤

（1）患者取坐位或仰卧位，暴露治疗部位皮肤，针刺前做好消毒工作，消毒范围主要包括针具器械、操作者的双手、患者的施术部位、治疗用具等。

（2）选穴：枕、肾上腺、神门、皮质下，并配以相应部位的主治耳穴，如膝关节痛配以膝眼、鹤顶。

（3）操作者一手固定耳郭，另一手拇、示、中指持针刺入耳穴，针刺方向视耳穴所在部位灵活掌握，针刺深度宜 0.5～1 寸，以不穿透对侧皮肤为度。针刺手法与留针时间应视患者的病情、体质及耐受度综合考虑。宜留针 15～30min，留针期间宜间断行针 1～2 次。出针时一手固定耳郭，另一手将针拔出，应用无菌干棉球或棉签按压针孔。

3. 注意事项

（1）耳针通常作为治疗疼痛类疾病及功能紊乱性疾病的辅助技术，临床上须根据病情与各专科治疗方法相结合，以防延误病情。

（2）严格消毒，预防感染。耳郭冻伤或有炎症的部位禁针。若见针眼发红、耳部胀痛，应及时用 2% 碘伏涂擦，或视感染情况口服抗生素治疗。

（3）耳针亦可发生晕针，需注意预防处理。

4. 禁忌证

（1）体弱、严重贫血、过度疲劳者。

（2）耳局部皮肤破溃、感染者。

（三）推拿疗法

1. 操作前准备

（1）器具：普通诊疗床、凡士林、碘伏、棉签、无菌棉球等。

（2）环境：清洁卫生，室内安静，温度适宜，避免吹风受凉。

（3）体位：选择产妇舒适、能暴露操作部位、便于操作的治疗体位。

（4）部位：产妇取坐位或仰卧位，暴露推拿局部皮肤。

（5）操作者：操作者双手须修剪指甲，用肥皂水清洗双手。操作时操作者双手温暖，精神专注，态度和蔼，争取产妇的配合。

2. 操作方法与步骤

（1）患者取坐位或仰卧位，暴露治疗部位皮肤，并涂以适量凡士林以起到润滑作用。

（2）选穴：肩髃、曲池、合谷、外关、腰阳关、环跳、肩井、阳陵泉、风池、百会、风府等。

（3）用手指螺纹面、掌根、大鱼际或前臂等处着力，于一定部位或穴位上，带动该处的皮下组织做轻柔缓和的环旋揉动。

（4）压力轻柔适中，需带动皮下组织。节律均匀，频率为 120～160次 /min。同时可配合其他手法。

三、调护

注重产褥期卫生和产后护理，避免居住在寒冷潮湿的环境中，注意起居之冷暖，防止外邪侵袭。加强孕期保护，多食容易消化且富含蛋白质、维生素及钙、磷的食物，纠正贫血。适当运动，保持心情舒畅。

第十三节　产后抑郁

一、定义

产后抑郁是以产后情绪低落为主要临床表现的一种精神障碍，是介于产后郁闷和产后抑郁性精神病之间的一种精神疾患。

二、治疗

中药熏洗技术

1. 操作前准备

（1）器具：普通诊疗床、熏蒸仪、碘伏、棉签、无菌棉球等。

（2）环境：清洁卫生，室内安静，温湿度适宜，避免吹风受凉，可播放五行音乐。

（3）体位：选择产妇舒适、能暴露操作部位、便于操作的治疗体位。

（4）部位：产妇取坐位。

（5）操作者：操作者双手须修剪指甲，用肥皂水清洗双手。操作时操作者双手温暖，精神专注，态度和蔼，争取产妇的配合。

2. 操作方法与步骤

（1）准备浴盆或浴池，取坐位。按病证配制解郁安神处方，加清水煎煮沸后，取出药液倒入浴盆或浴池，外罩塑料薄膜或布单。

（2）患者头部外露，进行熏疗，同时可配合播放五行音乐治疗。

（3）待药液温度不烫时，再淋洗、毛巾蘸洗或浸渍全身。

（4）每日熏 1～2 次，时间一般为 15～30min，最长不超过 1h。

三、调护

产后给予充分的睡眠、休息，避免过劳和过重的心理负担，教会患者处理情绪问题的技巧。了解患者的心理状态和个性特征，设身处地为患者着想，做好思想工作。

第十四节　产后血晕

一、定义

产妇分娩后突然头晕目眩，不能起坐，或心胸满闷，恶心呕吐，痰涌气急，心烦不安，甚则口噤神昏，不省人事，称产后血晕，为产后急重症之一。"晕"，指昏眩、晕厥。"血晕"即因产后失血过多或停瘀或气血虚脱引起的上述症状。若不及时抢救，常危及产妇生命。

二、治疗

（一）针灸疗法

1. 操作前准备

（1）器具：普通诊疗床、碘伏、棉签、无菌针灸针、无菌棉球等。

（2）环境：清洁卫生，室内安静，温度适宜，避免吹风受凉。

（3）体位：选择产妇舒适、能暴露操作部位、便于操作的治疗体位。

（4）部位：产妇取仰卧位，暴露针刺局部皮肤。

（5）操作者：操作者双手须修剪指甲，用肥皂水清洗双手。操作时操作者双手温暖，精神专注，态度和蔼，争取产妇的配合。

2. 操作方法与步骤

（1）患者取仰卧位，暴露治疗部位皮肤，针刺前做好消毒工作。消毒范围主要包括针具器械、操作者的双手、患者的施术部位、治疗用具等。

（2）选穴：关元、气海、三阴交、足三里。

（3）配穴：出血加隐白、大敦；心悸怔忡加神门、郄门；晕厥加人中、百会、十二井；小腹疼痛拒按加归来；心下急满加幽门、石关、巨阙；牙关紧闭加太冲、合谷、颊车；冷汗淋漓者，加复溜、合谷以固表止汗；两手握固者，加刺合谷透三间。

（4）刺法：针刺补法，并灸。

（二）推拿疗法

1. 操作前准备

（1）器具：普通诊疗床、凡士林、碘伏、棉签、无菌棉球等。

（2）环境：清洁卫生，室内安静，温度适宜，避免吹风受凉。

（3）体位：选择产妇舒适、能暴露操作部位、便于操作的治疗体位。

（4）部位：产妇取仰卧位，暴露推拿局部皮肤。

（5）操作者：操作者双手须修剪指甲，用肥皂水清洗双手。操作时操作者双手温暖，精神专注，态度和蔼，争取产妇的配合。

2. 操作方法与步骤

（1）患者取仰卧位，暴露治疗部位皮肤，并涂以适量凡士林以起到润滑作用。

（2）选穴：气海、关元、肾俞。

（3）用手指螺纹面、掌根、大鱼际或前臂等处着力，于小腹或穴位上，带动该处的皮下组织做轻柔缓和的环旋揉动。

（4）压力轻柔适中，需带动皮下组织。节律均匀，频率为 $120 \sim 160$ 次 /min。同时可配合其他手法。

三、调护

在整个分娩过程中，应注意保暖，免受风寒，注意外阴的清洁卫生。产妇保持安定情绪,避免过度情绪刺激。若见面色苍白,出冷汗欲发生血晕时,应立即处理,如给予人参汤或桂圆大枣汤、生脉饮等。严密观察产妇的神色、呼吸、脉搏及血压,掌握病情变化,随时采用急救措施。

第十五节　产后恶露不绝

一、定义

产后恶露不绝指产后血性恶露持续 2 周以上,仍淋漓不净者。

二、治疗

(一)针灸疗法

1. 操作前准备

(1)器具:普通诊疗床、碘伏、棉签、无菌针灸针、无菌棉球等。

(2)环境:清洁卫生,室内安静,温度适宜,避免吹风受凉。

(3)体位:选择产妇舒适、能暴露操作部位、便于操作的治疗体位。

(4)部位:产妇取仰卧位,暴露针刺局部皮肤。

(5)操作者:操作者双手须修剪指甲,用肥皂水清洗双手。操作时操作者双手温暖,精神专注,态度和蔼,争取产妇的配合。

2. 操作方法与步骤

(1)患者取仰卧位,暴露治疗部位皮肤,针刺前做好消毒工作。消毒范围主要包括针具器械、操作者的双手、患者的施术部位、治疗用具等。

(2)选穴:关元、中极、足三里、三阴交。

(3)配穴:出血加隐白、大敦;心悸怔忡加神门、郄门;晕厥加人中、百会、十二井;小腹疼痛拒按加归来;心下急满加幽门、石关、巨阙;牙关紧闭加太冲、合谷、颊车;冷汗淋漓加复溜、合谷以固表止汗;两手握固加刺合谷透三间。

(4)刺法:关元向下斜刺 1～2 寸,施提插补法,使针感传至外阴部。中极直刺,施提插补法。足三里、三阴交均直刺,施平补平泻法。诸穴均可针灸并施。

（二）耳针技术

1. 操作前准备

（1）器具：普通诊疗床、碘伏、棉签、无菌针灸针、无菌棉球等。

（2）环境：清洁卫生，室内安静，温度适宜，避免吹风受凉。

（3）体位：选择产妇舒适、能暴露操作部位、便于操作的治疗体位。

（4）部位：产妇取坐位或仰卧位，暴露耳郭局部皮肤。

（5）操作者：操作者双手须修剪指甲，用肥皂水清洗双手。操作时操作者双手温暖，精神专注，态度和蔼，争取产妇的配合。

2. 操作方法与步骤

（1）患者取坐位或仰卧位，暴露治疗部位皮肤，针刺前做好消毒工作。消毒范围主要包括针具器械、操作者的双手、患者的施术部位、治疗用具等。

（2）选穴：子宫、神门、交感、皮质下、脾、肾、内分泌等穴。

（3）操作者一手固定耳郭，另一手拇、示、中指持针刺入耳穴，针刺方向视耳穴所在部位灵活掌握，针刺深度宜0.5～1寸，以不穿透对侧皮肤为度。针刺手法与留针时间应视患者的病情、体质及耐受度综合考虑。宜留针15～30min，留针期间宜间断行针1～2次。出针时一手固定耳郭，另一手将针拔出，应用无菌干棉球或棉签按压针孔。亦可用埋藏或按压法。

3. 注意事项

（1）耳针通常作为治疗疼痛类疾病及功能紊乱性疾病的辅助技术，临床上须根据病情与各专科治疗方法相结合，以防延误病情。

（2）严格消毒，预防感染。耳郭冻伤或有炎症的部位禁针。若见针眼发红、耳部胀痛，应及时用2%碘伏涂擦，或视感染情况口服抗生素治疗。

（3）耳针亦可发生晕针，需注意预防处理。

4. 禁忌证

（1）体弱、严重贫血、过度疲劳者。

（2）耳局部皮肤破溃、感染者。

（三）刺络法

1. 操作前准备

（1）器具：普通诊疗床、碘伏、棉签、三棱针、无菌棉球等。

（2）环境：清洁卫生，室内安静，温度适宜，避免吹风受凉。

（3）体位：选择产妇舒适、能暴露操作部位、便于操作的治疗体位。

（4）部位：产妇取仰卧位，暴露针刺局部皮肤。

（5）操作者：操作者双手须修剪指甲，用肥皂水清洗双手。操作时操作者双手温暖，精神专注，态度和蔼，争取产妇的配合。

2. 操作方法与步骤

（1）患者取仰卧位，暴露治疗部位皮肤，针刺前做好消毒工作。消毒范围主要包括针具器械、操作者的双手、患者的施术部位、治疗用具等。

（2）选穴：合谷、大椎、十二井，用三棱针点刺出血，以使邪热外泄。

（3）针刺前，在点刺穴位上下用左手拇指向针刺处推按，使血液积聚于针刺部位，继而用2%碘酒棉球消毒，再用75%医用乙醇棉球脱碘消毒后针刺。

（4）针刺时左手拇、示、中三指夹紧被刺部位，右手持针，用拇、示两指捏住针柄，中指指腹紧靠针身下端，针尖露出3～5mm，对准已消毒的部位，刺入1～2mm深，随即将针迅速退出，轻轻挤压针孔周围，使出血少许，然后用消毒棉球按压针孔。

3. 注意事项

（1）注意严格消毒，防止感染。

（2）点刺手法宜轻、稳、准、快，出血量不宜过多，以数滴为宜。注意勿刺伤深部动脉。

（3）对体弱、贫血、低血压，血友病、血小板减少性紫癜等凝血机制障碍者，均不宜使用。

（四）推拿疗法

1. 操作前准备

（1）器具：普通诊疗床、凡士林，碘伏、棉签、无菌棉球等。

（2）环境：清洁卫生，室内安静，温度适宜，避免吹风受凉。

（3）体位：选择产妇舒适、能暴露操作部位、便于操作的治疗体位。

（4）部位：产妇取仰卧位或俯卧位，暴露推拿局部皮肤。

（5）操作者：操作者双手须修剪指甲，用肥皂水清洗双手。操作时操作者双手温暖，精神专注，态度和蔼，争取产妇的配合。

2. 操作方法与步骤

（1）患者取仰卧位,暴露治疗部位皮肤,并涂以适量凡士林以起到润滑作用。

（2）选穴:中脘、下脘、天枢、气海、关元。

（3）用手指螺纹面、掌根、大鱼际或前臂等处着力,于小腹或穴位上,带动该处的皮下组织做轻柔缓和的环旋揉动。以掌摩法在腹部以顺时针方向操作 5～7min,并按揉中脘、下脘、天枢、气海、关元各 1min。

（4）压力轻柔适中,需带动皮下组织。节律均匀,频率为 120～160次 /min。同时可配合其他手法。

（5）然后患者取俯卧位,按揉腰背部膀胱经,重点按揉膈俞、脾俞、肾俞、气海俞、关元俞,按压八髎,横擦八髎,以透热至盆腔为度。按风池,拿三阴交,揉足三里、血海,掐太冲、太溪,最后擦背部膀胱经,以透热至腹为度。

（五）拔罐法

1. 操作前准备

（1）器具:普通诊疗床、玻璃罐、碘伏、棉签、无菌棉球等。

（2）环境:清洁卫生,室内安静,温度适宜,避免吹风受凉。

（3）体位:选择产妇舒适、能暴露操作部位、便于操作者操作的治疗体位。

（4）部位:产妇取俯卧位,暴露拔罐局部皮肤,注意保暖。

（5）操作者:操作者双手须修剪指甲,用肥皂水清洗双手。操作时操作者双手温暖,精神专注,态度和蔼,争取产妇的配合。

2. 操作方法与步骤

（1）患者取俯卧位,暴露治疗部位皮肤,拔罐前做好消毒工作。消毒范围主要包括操作者的双手、患者的施术部位、治疗用具等。

（2）选穴:十七椎、肾俞,大肠俞、小肠俞。

（3）定位:第 1 腰椎至骶尾部脊柱中线及两侧膀胱经内侧循行线。

（4）采用走罐法至皮肤潮红,先在罐口或吸拔部位上涂一层润滑剂,将罐吸拔于皮肤上,再以手握住罐底,稍倾斜罐体,向前后推拉,或做环形旋转运动,如此反复数次至皮肤潮红、深红或起瘀点为止。

（5）用大罐密排罐，留罐 10～15min。走罐、排罐后，在十七椎、肾俞、大肠俞、小肠俞等穴位各闪罐 5～6 次，每 1～2 日施术一次。若有恶寒发热者，加配大椎施行刺罐法。一般 2 日见效，4～5 日而愈。

3. 注意事项

（1）拔罐和留罐中要注意观察患者的反应。患者如有不适感应立即取罐；严重者可让患者平卧，保暖并饮热水或糖水，还可揉内关、合谷、太阳、足三里等穴。

（2）注意勿灼伤或烫伤皮肤，若烫伤或留罐时间太长而皮肤起水疱时，水疱无需处理，仅敷以消毒纱布，防止擦破即可。水疱较大时用消毒针将水放出，涂以碘伏药水，或用消毒纱布包敷，以防感染。

（3）皮肤有过敏、溃疡、水肿、高热抽搐者不宜拔罐。

（4）拔罐时应注意防火。

4. 禁忌证

（1）精神过于紧张、醉酒、过饥、过饱、过劳、抽搐不合作者。

（2）重度心脏病、呼吸衰竭、皮肤局部溃烂或高度过敏、活动性肺结核、全身消瘦以致皮肤失去弹性、全身高度浮肿者及恶性肿瘤患者。

（3）有出血性疾病者。

（4）局部有疝疾（如脐疝、腹壁疝、腹股沟疝等）、静脉曲张、癌肿等禁用。

三、调护

1. 分娩后应绝对卧床休息，加强产后护理，注意腹部保暖，避免感受风寒，不食或少食辛辣或寒凉等食物，可多吃新鲜蔬菜。

2. 安慰患者消除思想顾虑，特别要注意意外精神刺激。

3. 加强营养，注意调节饮食。如有瘀热的患者，应服食如藕汁、梨汁、西瓜汁等，以清热凉血。

4. 脾气虚弱患者，遇寒冷季节可增加羊肉、狗肉等温补食品，肝肾阴虚的患者可增加滋阴食物，如甲鱼、龟肉等。

第十章　妇科杂病

第一节　不孕症

一、定义

女子婚后有正常性生活 1 年以上,未避孕而不孕者称为原发性不孕症,古称"全不产";曾孕育过,未避孕又 1 年以上未再受孕者称为继发性不孕,古称"断绪"。男女双方在肾气盛,天癸至,任通冲盛的条件下,女子月事以时下,男子精气溢泻,两精相合,便可媾成胎孕。不孕常因肾虚、肝郁、痰湿和血瘀导致。其主要机理与肾气亏虚、冲任气血失调有关。

西医学因排卵功能障碍、生殖器官炎症、子宫内膜异位症、免疫因素及部分良性肿瘤引起的不孕症可参照本病治疗。

二、治疗

(一)针灸

1. 操作前准备

(1)器具:普通诊疗床、75% 乙醇、棉签、一次性不锈钢无菌针灸针等。

(2)环境:清洁卫生,室内安静,温度适宜,避免吹风受凉。

(3)体位:取仰卧位,暴露针刺局部皮肤。

(4)操作者:操作者双手须修剪指甲,用肥皂水清洗双手。操作时操作者双手温暖,精神专注,态度和蔼,争取患者的配合。

2. 操作方法及步骤

(1)患者取仰卧位,暴露所需针刺的局部皮肤,针刺前做好消毒工作。

（2）第一组治疗穴位共 11 个,包括腹部中极、气海和双侧归来,腿部双侧三阴交和阴陵泉,手部双侧合谷和头部百会。

（3）第二组治疗穴位共 13 个,包括腹部中极、气海和双侧天枢、归来,腿部双侧三阴交、太冲,头部百会和手部双侧内关。

（4）针刺频率为每周 2 次,第一组、第二组针刺治疗交替进行,妊娠试验阳性立即停止治疗。所有穴位使用一次性不锈钢无菌针进行针刺。针刺的深度患者间可不同,应该足够深达肌肉或纤维组织。当毫针插入后,轻柔刺直到得气(针刺反射传入感觉激活),所有毫针插入后平补平泻手法得气 1 次,10min 后行针得气 1 次,共留针 30min。

3. 注意事项

（1）治疗前 1h 内,患者不得进餐与过多饮水。

（2）治疗前,患者应排空小便,以免因膀胱中有尿液存留而引起操作时腹中不适。

4. 禁忌证

（1）皮肤破损或溃烂者。

（2）患有严重的原发性疾病、精神病、传染病者。

（二）脏腑推拿

1. 操作前准备

（1）器具:普通诊疗床、一次性治疗单等。

（2）环境:清洁卫生,室内安静,温度适宜,避免吹风受凉。

（3）体位:选择患者舒适、能暴露操作部位、便于操作者操作的治疗体位。

（4）部位:患者取仰卧位、俯卧位及坐位。

（5）操作者:操作者双手须修剪指甲,用肥皂水清洗双手。操作时操作者双手温暖,精神专注,态度和蔼,争取患者的配合。

2. 操作方法与步骤

（1）基本治疗方法

1）嘱患者仰卧位,操作者施一指禅推法于任脉,由上脘至曲骨往返推 10min。

2）点按中极、气海、关元、子宫、血海、足三里、三阴交,每穴持续点按

1min。

3）掌摩全腹,自上而下持续 5min。

4）掌振法施于小腹部约 1min。

5）嘱患者俯卧位,按揉背部肝俞、脾俞、胃俞、膀胱俞、肾俞,每穴按揉 1min。

6）用掌根直推督脉经,由大椎向下推到至阳,反复操作 1min。

7）擦肾俞、八髎,每穴约 2min。

8）嘱患者坐位,操作者施㨰法于患者肩井约 2min,切记手法不宜过重。

（2）辨证加减操作

1）肾阳亏虚型:加擦命门 2min,弹拨足三阳经 2min,点按照海 1min,以益肾壮阳。

2）肾阴亏虚型:加一指禅法推肾俞、承山、三阴交、阳陵泉,点按归来、膈俞,以益肾养阴。

3）痰湿内阻型:加按揉膻中、中脘、丰隆、阴陵泉,每穴按揉 1min;同时延长摩腹时间至 10min,以祛痰除湿。

4）肝气郁结型:加按揉章门、期门、太冲、行间,每穴 1min;同时培养捋法捋两胁 2min,以疏肝理气。

5）瘀滞胞宫型:加按揉上脘、中脘、水分,每穴 1min;同时加摩小腹 5min,以活血化瘀调经。

3. 注意事项

（1）治疗前 1h 内,患者不得进餐与过多饮水。

（2）治疗前,患者应排空小便,以免因膀胱中有尿液存留而引起操作时腹中不适。

（3）治疗前应该测量患者血压、心率,若患者的血压过高、心率过快则不适宜行脏腑推拿术。

（4）操作者应手法柔和,力度应先轻后重。特别在进行掌按腹部操作时要与受操作者呼吸配合,避免受操作者出现不适。

（5）治疗中,如出现皮肤破损或软组织损伤则应停止操作,必要时进行医学处理。

（6）治疗结束后,可让患者休息片刻,以免起身过猛而导致的不适。

4. 禁忌证

（1）各种急性传染病，如肝炎、肺结核、肺炎等。

（2）某些严重的疾病，如心脏病、肝病、恶性肿瘤、脓毒血症等。

（3）急腹症，如急性腹膜炎，急性阑尾炎，胃、十二指肠穿孔。

（4）某些急性损伤，如脑或中枢神经的急性损伤、内脏的挫裂伤、瘫痪初期。

（5）开放性皮肤损伤，如烧伤、烫伤及溃疡性皮肤病等。

（6）有出血倾向的疾病，如外伤性出血、便血、尿血、栓塞等。

（7）不能安静的精神疾病、饥饿、疲劳、醉酒者等。

第二节　阴痒

一、定义

妇人外阴及阴道瘙痒，甚则痒痛难忍，坐卧不宁，或伴带下增多者，称为"阴痒"，又称"阴门瘙痒"。本病主要发病机制有虚、实两个方面。因肝肾阴虚、精血亏损、外阴失养而致阴痒者，属虚证；因肝经湿热下注，带下浸渍阴部，或湿热生虫，虫蚀阴中以致阴痒者，为实证。

西医学外阴瘙痒症、外阴炎、阴道炎及外阴色素减退性疾病等出现阴痒症状者，均可参照本病辨证治疗。

二、治疗

中药熏洗坐浴

中药熏洗坐浴外治法可借助其药液温力及药效，增进病灶的药物吸收及药效发挥，药力直达病所，快速吸收渗透入血液循环，提高局部血药浓度，从而增加抵抗力，减轻炎症及疼痛，使创面清洁，利于组织修复。

1. 操作前准备

（1）基础方剂：蛇床子 30g，百部 30g，苦参 30g，徐长卿 15g，黄柏 20g，荆芥 20g。

（2）器具：坐浴椅、消毒用坐浴盆、药液、纱布或干净的小毛巾等。

（3）环境：清洁卫生，室内安静，温湿度适宜，避免吹风受凉。

（4）体位：选择患者舒适、能暴露操作部位、便于操作者操作的治疗体位。

（5）操作者：操作者双手修剪指甲，用肥皂水清洗双手，做好手消毒卫生。操作者双手温暖，态度和蔼，主动热情，争取患者的配合。

2. 操作方法与步骤

（1）外阴熏洗坐浴前嘱患者排尿、排便，以利于熏洗坐浴效果。

（2）煎煮中药后，去渣取药液 1500～2000ml，放置于坐浴盆中（约占盆容积 1/2）。

（3）嘱患者脱裤至膝下，充分暴露外阴部进行外阴熏蒸，趁药液热气蒸腾用其热熏。根据热气温度变化相应调整患者会阴部与药液平面的距离，以会阴部感到温热适度为度，一般熏蒸 15min 左右。

（4）待药液温度降至适宜时（38～40℃）嘱患者坐入盆内，并将会阴部浸在药液之中，持续时间为 20min 左右，随时加入热水以保持必要的温度。

（5）待熏洗坐浴结束后，用无菌纱布或小毛巾擦干会阴部，并协助患者整理衣物，洗手，记录坐浴时间。

（6）治疗频次：每日 1 次，连续治疗 7 日为 1 个疗程。

3. 注意事项

（1）熏洗坐浴药液的温度不可过高，防止烫伤皮肤，水温下降后应及时调节。

（2）坐浴药液量不宜过多，一般约为坐浴盆 1/2 满，以免坐浴时药液外溢。

（3）患者在经期、妊娠期、产后 2 周内、阴道出血和盆腔急性炎症期不宜坐浴。

（4）坐浴过程中注意观察患者面色及脉搏，如患者出现乏力、眩晕应立即停止坐浴。

（5）冬天应注意室温及保暖。

三、调护

1. 保持会阴部的清洁卫生。

2. 及时更换内衣裤。

3. 瘙痒者避免肥皂水烫洗及搔抓等强刺激损伤。

第三节　女性慢性疲劳综合征

一、定义

慢性疲劳综合征是现代疾病名称,中医学中尚未见到相关记载。但根据其主要特点——疲劳,在中医古籍中对应的记载源于《黄帝内经》之"身重"和"四肢不举"等,属于中医"虚劳"范畴。中医学认为慢性疲劳综合征的病因主要涉及饮食起居失宜、情志劳倦失调、禀赋体质偏颇等。历代医家均认为五脏功能失调是造成本病的关键病机。其躯体症状与五脏所主五体相关:如肺气不足气短困乏之候,心气不足神疲萎靡之候,肝血不足行动迟缓、不耐劳作之候,脾气不足四肢困乏之候,肾气不足动作鲁钝之候等。其相关精神、心理症状则与五脏所主五志关系密切。

西医认为慢性疲劳综合征是以慢性疲劳为主要表现形式并长期存在的一组症状,伴有咽部疼痛、头痛、肌肉疼痛、低热、失眠等躯体症状和焦虑、抑郁等心理症状。本病的发病机制尚无定论,学者们普遍认为是病原体感染、神经内分泌系统失调、免疫失衡、社会心理因素、遗传学因素、营养代谢等因素综合作用的结果。

二、治疗

揿针

1. 操作前准备

(1)器具:普通诊疗床、75% 乙醇、棉签(棉球)、镊子、0.20mm×1.5mm 的一次性揿针。

(2)环境:清洁卫生,室内安静,温度适宜,避免吹风受凉,避免污染。

（3）体位：患者取俯卧位，充分暴露操作部位。

（4）消毒

1）针具消毒：宜使用一次性揿针。

2）部位消毒：宜用 75% 乙醇在施术部位消毒。

3）操作者消毒：操作者双手应先用肥皂水清洗，再用 75% 乙醇棉球擦拭。

2. 操作方法及要求

（1）进针：嘱患者俯卧位，充分暴露背部，操作者在患者背部定位所要施术的腧穴部位，用 75% 乙醇擦拭局部皮肤。一手固定腧穴部皮肤，另一手持镊子夹持针尾将揿针直刺腧穴皮内。基本穴位为肝俞、心俞、脾俞、肺俞、肾俞，均取双侧腧穴。

（2）固定：用透气防敏胶布直接覆盖、粘贴固定于局部。

（3）固定后刺激：施以适当的力度每日按压各揿针 10 次，每次约 1min，以局部有酸胀感为度，每次按压间隔 4h，留针 48h。

（4）出针：操作者一手固定埋针部位两侧的皮肤，另一手持镊子夹住针尾将针取出，并用消毒干棉签按压针孔，局部常规消毒。

3. 注意事项

（1）初次接受治疗的患者，应首先告知其揿针治疗作用及原理，以消除其紧张情绪。

（2）埋针部位持续疼痛时，应调整针的深度和方向，调整后仍疼痛应出针。

（3）埋针期间局部发生感染应立即出针，并进行相应处理。

4. 禁忌证

（1）红肿、皮损局部及皮肤病患处禁用。

（2）紫癜和瘢痕部禁用。

（3）体表大血管处禁用。

（4）孕妇下腹及腰骶部禁用。

（5）对金属过敏者禁用。

三、调护

1. 调整情绪,平衡心理。

2. 顺应自然,四季养生。

3. 劳逸结合,调控饮食。

第四节　慢性盆腔疼痛

一、定义

慢性盆腔疼痛主要指出现于盆腔、腹部等部位的疼痛性妇科疾病,具有非周期性、病程长等特点,持续时间至少在半年以上。我国慢性盆腔疼痛症发病率约为15%,临床主要表现为腹痛、月经紊乱以及腰痛等。慢性盆腔疼痛的病因复杂,常涉及盆腔炎性疾病后遗症、子宫内膜异位症、盆腔粘连和盆腔静脉淤血综合征等,也包括心理因素、肠易激综合征、泌尿系统疾病、肌肉骨骼异常等非妇科疾病。长期的慢性盆腔疼痛会影响女性的生活质量。

二、治疗

(一)耳穴压豆法

1. 操作前准备

(1)器具:治疗盘、王不留行或耳穴珠等、碘伏、棉球、棉签、镊子、探棒、胶布、弯盘。

(2)环境:环境应光线充足、清洁、干燥。

(3)体位:选择患者舒适、能暴露操作部位、便于操作者操作的治疗体位。

(4)部位:患者取坐位,暴露埋线局部皮肤。

(5)操作者:操作者双手须修剪指甲,用肥皂水清洗双手,用手消毒液进行手部消毒。操作时操作者双手温暖,精神专注,态度和蔼,争取患者的配合。

2. 操作方法与步骤

（1）详细询问患者的过敏史、对疼痛的敏感度、饥饱状况等；了解患者的意识、心理状态及合作程度；向患者解释操作目的、主要步骤、配合要点以及相关事项，说明所用方法的作用及可能产生的不良反应，以取得患者和/或家属对执行该操作的知情同意；根据病情安置患者于安全舒适体位，检查耳部的皮肤情况。

（2）备齐用物，三查七对，探查需要压豆的耳穴。基本穴位：子宫、卵巢、内分泌、腹、肾、肝、交感。

（3）核对穴位后，消毒。消毒范围视耳廓大小而定。如患者是复诊或更换压贴前取掉原压豆的胶布，清洗耳廓后消毒。

（4）按医嘱进行耳穴埋豆：对准耳穴贴紧并稍加压力，使患者耳朵感到酸麻胀或发热感，贴后患者每天自行按压数次，每次 30～60s，7 日更换 1 次，双耳交替进行。

（5）操作结束后处理：再次核对，清理用物，按医院消毒隔离原则处理。洗手，观察并记录，签名。

3. 注意事项

（1）操作前正确评估患者的饥饱状况，过于饥饿、疲劳、精神紧张状态下，不宜立即进行，操作前应适当休息。

（2）对身体虚弱、气虚血亏的患者，刺激时手法不宜过强，并应尽量选用卧位。

（3）对初次接受耳穴压豆疗法或精神紧张者做好解释工作。

（4）一般耳穴压豆每次贴压后保持 3～7 日。夏天出汗多，贴压耳穴时间不宜过长，建议 3 日更换一次，以防胶布潮湿或皮肤感染。

（5）教会患者自我按压已贴的耳穴，最少每穴每次按 30 下，每日 3 次。嘱患者自我按压，有效的表现为局部出现酸、麻、胀、痛、灼热感等。

（6）嘱患者自我按压时持续时间不能超过 1min，因耳廓血液循环差，容易导致耳廓软骨坏死、萎缩、畸变，故应积极预防。

（7）患者如果出现贴耳穴部位发痒、发热、甚至疼痛，可能是胶布过敏，可用黏合纸代之。

（8）平时注意防水，胶布湿水后容易脱落，故贴压耳穴后洗澡时应避免弄湿胶布,不宜游泳,以免胶布脱落,使治疗中断。

4. 禁忌证

(1)严重器质性疾病(如心脏病)及伴重度贫血者不宜采用。

(2)外耳有湿疹、溃疡、冻疮破溃等不宜采用。

(3)妊娠妇女、有习惯性流产史者宜慎用。

(二)中药薰蒸

1. 操作前准备

(1)器具:督脉熏蒸床、熏蒸衣物、量杯、注射器等。

(2)环境:清洁卫生,室内安静,温湿度适宜,避免吹风受凉,可播放五行音乐。

(3)体位:选择患者舒适、能暴露操作部位、便于操作者操作的治疗体位。

(4)部位:患者采取仰卧位,暴露熏蒸部位。

(5)操作者:操作者双手修剪指甲,用肥皂水清洗双手,做好手消毒卫生。操作者双手温暖,态度和蔼,主动热情,温馨服务,争取患者的配合。

2. 操作方法与步骤

(1)先将药物装入药袋(基本方药:鹿衔草、红藤、败酱草、透骨草、当归),并用绳子把药袋口扎紧(防止药渣外漏,堵塞蒸气孔)放入盆内加温水浸泡半小时后,将药袋和水一同放入熏蒸仪器内,再加适当水,盖紧盖口避免输气管扭曲。

(2)接通电源,打开总开关,根据要求在控制面板上设定各参数。

(3)当显示屏显示舱内温度达到37℃后,请患者脱去外衣,换上专用衣裤,进入治疗熏蒸舱,头部暴露于治疗舱外,颈部用毛巾围裹,以防气雾外漏。然后缓缓地调节到自感舒适的卧姿状态下接受治疗。

(4)舱内温度应自动控制在39～42℃之间,治疗时间不宜超过30min。每日1次,2周为1个疗程(也可根据患者具体情况而定)。在治疗中,温度和时间可根据患者的体质、耐受程度而定。

(5)治疗过程中要加强巡视,密切注意观察患者的身体状况,如有头晕、心慌、胸闷等不适感觉,应停止熏蒸,让患者卧床休息。对初次使用者,尤其是老人、体弱者,在治疗时间和温度上应循序渐进,治疗过程中要有护

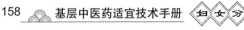

士巡查。

（6）治疗完毕提示患者出熏蒸舱，并及时冲淋清洗皮肤表面残留的药物，更换衣服，并饮用约 300ml 温开水或果汁等液体。

（7）每次熏蒸治疗完毕后，先用消毒液擦拭，再用清水和纱布擦去消毒液残留，然后按"消毒键"对治疗舱内腔进行消毒。

（8）整理用物，物归原处。

3. 注意事项

（1）全身熏蒸时室温不要过高，室温控制在 37～42℃，以防汗出过多，造成窒息、晕厥或虚脱跌倒，体虚者尤须审慎。

（2）严寒季节要注意保暖，防止受凉感冒。

（3）熏蒸结束后应适当休息，适当饮水，待恢复后再离开治疗室。

（4）熏蒸器具和物品要注意清洁、消毒，全身熏蒸时要穿一次性衣裤。

4. 禁忌证

（1）妇女月经期、孕妇。

（2）大汗饥饿、过饱及过度疲劳者不宜进行熏蒸法。

（3）急性传染性疾病、恶性肿瘤、严重心脏病、高血压、呼吸困难及有出血倾向的患者禁用熏蒸法。

（4）眼部肿瘤、眼出血、急性结膜炎等不宜用熏眼法治疗。

（5）有大范围感染性病灶并已化脓破溃时，禁止使用局部熏疗。

三、调护

1. 生育期妇女要坚持个人卫生保健。

2. 急性盆腔炎、阴道炎、淋病者应及时彻底治愈，防止转变为慢性炎症。

3. 积极锻炼身体，增强体质。

4. 解除思想顾虑，正确认识疾病，增强治疗的信心。

第五节 盆腔炎

一、定义

女性盆腔生殖器官及周围结缔组织和盆腔腹膜的急性炎症,称为急性盆腔炎。以上部位发生慢性炎症性病变则称为慢性盆腔炎。急性盆腔炎发病急、病情重,病势进展迅速,延迟治疗,可发展为脓毒血症、败血症、感染性休克。其初期临床表现与古籍记载的"热入血室""产后发热"相似。慢性盆腔炎常为急性盆腔炎未能彻底治疗,或患者体质虚弱,病程迁延所致,亦可无急性发病史,起病缓慢,病情顽固,反复不愈。

二、治疗

(一)中药灌肠

1. 操作前准备

(1)基础方药:三棱、莪术、延胡索、川楝子、桂枝、红藤、败酱草、金银花、连翘、茯苓。

(2)器具:普通诊疗床、弯盘、灌肠袋、水温计、纱布、石蜡油、输液架、一次性防水治疗巾或卫生纸、中药液等。

(3)环境:清洁卫生,室内安静,温度适宜,避免吹风受凉。

(4)操作者:操作者双手须修剪指甲,用肥皂水清洗双手。操作时操作者双手温暖,精神专注,态度和蔼,争取患者的配合。

2. 操作方法与步骤

(1)上方浓煎至100ml,去渣后,温度保持在37～40℃为宜,嘱患者左侧卧位,将裤子退至大腿上1/2处,膝屈曲位,并将弯盘置于患者臀侧。于患者臀下铺上一次性防水治疗巾及卫生纸,注意保暖。

(2)将去渣中药液100ml导入灌肠袋中,并将灌肠袋挂于输液架上,携至患者诊疗床边。

(3)用石蜡油或凡士林润滑肛门及灌肠器肛管部分。排气,夹紧水夹。

(4)操作者左手分开臀部,右手持灌肠管插入,稍停片刻固定后松开输液夹,药液滴入肠道后调整流速,同时询问患者对药物流入的反应。

(5)药液滴完后,将灌肠器肛管部分缓缓拔出,置于弯盘内,用卫生纸轻轻按压肛门。

(6)嘱患者平卧30min,整理床单位,清理物品,洗手。

(7)治疗频次:从月经干净后第三日开始,每日1次,连续治疗2周。

3. 注意事项

(1)操作中严密观察病情,注意腹部保暖。

(2)中药灌肠前应让患者排空大便,必要时可先行清洁灌肠。

(3)药液温度应保持在37～40℃,温度过低可使肠蠕动加强,腹痛加剧;温度过高则可引起肠黏膜烫伤或肠管扩张,产生强烈便意,使药液在肠道内停留时间短、吸收少、效果差。

(二)中药外敷

1. 操作前准备

(1)基础方药:金银花、赤芍、牡丹皮、鸡血藤、败酱草、川楝子、炮姜、香附、延胡索。

(2)器具:普通诊疗床、治疗盘、用蜂蜜将中药粉末调制好的药物、75%乙醇、油膏刀、无菌纱布、胶布、绷带、红外照射灯等。

(3)环境:清洁卫生,室内安静,温度适宜,避免吹风受凉。

(4)体位:选择患者舒适、能暴露操作部位、便于操作者操作的治疗体位。

(5)部位:患者取仰卧位,暴露外敷局部皮肤。

(6)操作者:操作者双手须修剪指甲,用肥皂水清洗双手。操作时操作者双手温暖,精神专注,态度和蔼,争取患者的配合。

2. 操作方法与步骤

(1)用75%乙醇消毒脐水平以下,耻骨联合以上部位(两侧消毒至髂前上棘水平)。

(2)将调制好的糊状药物摊平与无菌纱布上,并在药物上方加盖一大小相等的无菌纱布。

(3)将药物敷于消毒位置处,并有胶布或绷带固定。

(4)用红外灯进行局部照射,灯与皮肤的距离5～10cm。治疗30min,

温度以患者感觉舒适为宜。

（5）治疗结束后，清洁局部皮肤，整理床单位，清理用物，洗手。

（6）治疗频次：从月经干净后第三日开始，每日 1 次，连续治疗 2 周。

3. 注意事项

（1）敷药过程中，采取适当体位，同时包扎固定好，以免药物流撒别处。

（2）妇女孕期禁止使用有堕胎及致畸作用的药物。

（3）有过敏反应者应及时对症处理。

（4）如局部出现水疱，应用消过毒的针刺破水疱，外用消毒药物进行处理，以防皮肤继发感染。

（5）经行热敷时应把握好温度，以免烫伤皮肤。

（6）对于患有严重高血压、心脏病者，要密切注意其服药后反应，如有不适反应应及时终止治疗，并采取相应的处理措施。

（7）皮肤破损处禁用刺激性药物。

（8）外用药物，严禁内服。

（三）艾灸罐

1. 操作前准备

（1）基础选穴：中极、气海、足三里、三阴交、子宫穴及背俞穴。

（2）评估

1）病室环境，室温适宜。

2）主要症状、既往史，是否有出血性疾病、妊娠或月经期。

3）体质及对疼痛的耐受程度。

4）拔罐部位皮肤情况。

（3）告知

1）操作的作用、简单的操作方法及局部感觉。

2）治疗过程中局部可能出现水疱。

3）由于罐内空气负压收引的作用，局部皮肤会出现与罐扣相当大小的紫红色瘀斑，数日后自然消失。

4）治疗过程中局部可能出现水疱或烫伤。

（4）器具：治疗盘、艾灸罐、95% 乙醇棉球、火柴、毛巾，必要时备浴巾、屏风等。

2. 操作方法与步骤

（1）备齐物品,携至床旁,做好解释,核对医嘱。

（2）取合理体位,暴露拔罐部位,注意保暖。

（3）遵医嘱选择拔罐部位。

（4）点燃艾灸罐中的艾炷,操作者手持艾灸罐在上述穴位滑动,也可适时留罐。

（5）治疗过程中要随时观察艾炷燃烧情况和皮肤颜色。

（6）操作完毕,协助患者衣着,整理床单位,安排舒适体位。

（7）清理用物,做好护理记录并签名。

3. 注意事项

（1）空腹、饱餐、过度疲劳、醉酒及精神高度紧张者慎用。

（2）妇女妊娠期及月经期腰骶部、下腹部禁用。

（3）有凝血功能障碍及恶性肿瘤患者慎用。

（4）对于皮肤感觉迟钝者、小儿要注意控制温度,避免烫伤。

（5）因治疗时暴露部分体表部位,注意保暖,避免寒凉。

（6）治疗后饮用 1 杯温热淡盐水;治疗后 4h 内忌洗澡。

（7）走罐出痧后 1～3 日内刮痧部位出现疼痛(不是很剧烈)、痒、虫行感等均为正常现象。

三、调护

1. 坚持经期、产后、流产后的卫生健康。

2. 严格掌握妇产科手术指征,确需手术患者术前认真消毒,无菌操作,术后做好防护,预防感染。

3 对急性盆腔炎要彻底治愈,防止转为慢性炎症而反复发作。

4. 加强饮食营养,积极锻炼身体,增强体质。

5. 解除思想顾虑,正确认识疾病,增强治疗信心。

第六节　子宫内膜炎

一、定义

子宫内膜炎是一种炎症性疾病,具有多样性和非特异性。其在临床上多表现为阴道分泌物增多及不规则出血、经量增大、痛经等,临床诊断较难,易被忽视。中医学未见相关病名,但根据其临床特点可将其归属于中医"带下病""月经不调""妇人腹痛""痛经"等范畴。

二、治疗

中药督脉熏蒸

1. 操作前准备

(1)器具:督脉熏蒸床、熏蒸衣物、量杯、注射器等。

(2)环境:清洁卫生,室内安静,温湿度适宜,避免吹风受凉,播放五行音乐。

(3)体位:选择患者舒适、能暴露操作部位、便于操作者操作的治疗体位。

(4)部位:患者采取仰卧位,暴露熏蒸部位。

(5)操作者:操作者双手修剪指甲,用肥皂水清洗双手,做好手消毒卫生。操作者双手温暖,态度和蔼,主动热情,温馨服务,争取患者的配合。

2. 操作方法与步骤

(1)治疗前

1)诊断患者,选取合适药方萃取药液,并确定治疗方案,对患者进行安全和注意事项宣讲。

2)测量患者脊柱的施治体表长度。方法:用软尺测量从风府到长强的距离,然后调整移动滑块确定治疗区域的长度。

3)确定施治部位,并加注药液,每部位药液不少于500ml。

4)喷头加注促透剂,每个2.5ml。

5)开启机器,调整温度为60～80℃,设定程序。

6）熏蒸床铺巾,预热药液 6～9min。

7）尽量暴露患者治疗部位,如颈部、背部或腰臀部,且不影响熏蒸或喷雾,操作者辅助患者仰卧位。

8）让患者适当挪动身体,调整到舒适体位,操作者慢慢拧松气阀,使气囊逐步放气。

9）告知患者产生自行性牵引的机制和感受。

（2）治疗中

1）在首次放气后,维持牵引状态 10min。

2）后第二次充足头部气囊,维持充气状态 5min。

3）到时后第二次放气,维持牵引状态 15min。

4）到时后第三次放气,维持牵引状态 10min。

5）到时后第三次充气,直至结束。

（3）治疗后

1）扶患者起床,擦干背部水珠,按要求拍背。

2）空心掌由颈至骶拍背 3 个轮回,颈肩部从左到右、腰骶部从左到右 3 个轮回。

3）嘱患者治疗已结束,协助有需要的患者穿好衣服,倾倒中药,整理用物,关闭仪器开关。

3. 禁忌证

（1）月经期、孕妇禁用。

（2）皮肤溃疡、皮肤对药物严重过敏者禁用。

（3）高血压Ⅲ期、心脏病严重者、皮肤感觉失常者慎用。

三、调护

1. 生育期妇女要坚持个人卫生保健。

2. 急性盆腔炎、阴道炎、淋病者应及时彻底治愈,防止转变为慢性炎症。

3. 积极锻炼身体,增强体质。

4. 解除思想顾虑,正确认识疾病,增强治疗的信心。

第十一章　围绝经期综合征

围绝经期综合征指妇女绝经前后出现性激素波动或减少所致的一系列躯体及精神心理症状。又称"围绝经综合征""更年期综合征"。西医学临床表现以月经改变、血管舒缩失调症状、精神神经症状、泌尿生殖道症状、心血管疾病症状、骨质疏松为主。

中医学认为绝经前后，肾气渐衰，冲任二脉虚少，天癸渐竭，月经将断而至绝经，生殖能力降低而至消失，使阴阳二气不平衡，脏腑气血不相协调，而出现一系列的证候。肾精气亏损为其本，或偏于阴虚或偏于阳虚，或阴阳俱虚而出现的不同证候，肾虚导致心、肝、脾等多脏器发生病理改变，如心肾不交、肝肾阴虚、脾肾阳虚、心脾两虚、肝郁脾虚、肝气郁结、气滞血瘀、肝郁化火、痰气郁结、痰热上扰等。中医根据患者的临床表现侧重不同，分别归属于"崩漏""脏躁""郁证""不寐""眩晕""心悸""百合病"等。

第一节　围绝经期月经紊乱

一、定义

月经紊乱是绝经过渡期最早期症状，表现为无排卵性月经周期不规则、经期延长和经量异常增多或减少。妇女近绝经前后，肾气渐衰，阴阳平衡失调，导致脏腑功能失常，故肾虚是引起围绝经期综合征的根本原因。

二、治疗

(一)针刺

1. 操作前准备

(1)器具:普通诊疗床、碘伏、棉签、无菌针灸针、无菌棉球等。

(2)环境:保证室内空气流通、清洁卫生、室内安静、室温适宜。

(3)体位:选择患者舒适、能暴露操作部位、便于操作者施治的体位。

(4)部位:根据穴位选择合适体位、暴露针刺局部皮肤。

(5)操作者:操作者双手须修剪指甲,用肥皂水清洗双手。操作时保证双手温暖,精神专注,态度和蔼,争取患者的配合。

2. 操作方法与步骤

(1)月经先期:采取任脉、足太阴肾经穴位以"清热调经"为主,其中主取关元、三阴交、血海。实热加行间,虚热加太溪,气虚加足三里、脾俞。

(2)月经后期:采取任脉、足阳明胃经、足太阴肾经穴位以"温经散寒,补血调经"为主,其中主取气海、归来、三阴交。血寒加关元、命门,血虚加足三里、血海,血瘀气滞加太冲。

(3)月经先后无定期:采取任脉、足太阴肾经穴位以"疏肝益肾、调理冲任"为主,其中主取关元、三阴交,肝郁加肝俞、太冲,肾虚加肾俞、太溪。

(4)月经量少:主穴关元、地机、肾俞、天枢,配穴肝俞、三阴交、中脘、足三里、次髎。

(5)月经量多:关元、三阴交、隐白。

3. 操作时间与疗程

每日 1 次,每次留针 30min,手法虚补实泻,连续治疗 5 日、休息 2 日,1 个月为 1 个疗程,连续 3 个疗程,患者经期不进行针灸治疗。

4. 注意事项

(1)治疗处有明显皮损者不宜进行治疗。

(2)针后不宜立即起身,可平躺或坐卧式休息 10～15min 后饮用少量温水。

(3)注意休息,避风寒。

5. 禁忌

（1）长时间空腹、刚结束剧烈运动、醉酒者不宜立刻进行治疗。

（2）治疗后 24h 禁洗澡。

（二）推拿

1. 操作前准备

（1）器具：按摩床、推拿油、一次性铺巾、毛毯。

（2）环境：保证室内空气流通、清洁卫生、室内安静、室温适宜。

（3）体位：选择患者舒适、能暴露操作部位、便于操作者操作的治疗体位。

（4）部位：根据穴位选择合适体位，若天气寒冷可酌情穿轻薄衣物，不必裸露皮肤。

（5）操作者：操作者一定要修剪指甲、清洁双手，按摩前先将自己的双手搓热保证双手温暖。

2. 操作方法与步骤　用两手掌重叠在小腹部顺时针、逆时针方向揉摩 5min；用两手五指分别捏拿腰两侧大筋（带脉穴位）5～6 次；按揉天枢、关元、归来等穴各约 1min；用掌擦法由腰水平擦至骶尾部，以透热为度。脾气虚证者，加揉腹 5min。肾虚证者，加横擦肾俞、命门，以透热为度。血热证者，加揉拿两大腿内侧 2min。血寒证者，延长摩腹时间。肝郁气滞证者，加掌推搓法推搓两胁肋部 5～8 遍。痰湿阻滞证者，加摩腹揉腹，揉拿两胸大肌约 5min。

3. 注意事项

（1）由于按摩时患者容易睡着，宜准备毛毯覆盖患者躯体以防着凉。

（2）按摩时可以根据患者情况准备一些相应的按摩介质，如为婴幼儿或年老体弱者按摩时可以准备一些麻油或者植物油等。

（3）指甲太长容易损伤患者皮肤，指甲过短又可能影响按压穴位时的力道，为此应该确保指甲与指腹顶端平齐最好。

（4）操作者在按摩前要清洁双手，同时摘掉有可能影响按摩的物品，如戒指、手表、手链等。

4. 禁忌　按摩部位出现骨性病变、肌肉劳损、筋膜粘连者，应先进行治疗待病症痊愈或明显缓解后再进行推拿。

（三）艾灸

1. 操作前准备

（1）器具：普通诊疗床、艾灸盒、打火机、一次性铺巾、毛毯。

（2）环境：保证室内空气流通、清洁卫生、室内安静、室温适宜。

（3）体位：选择患者舒适、能暴露操作部位、便于操作者操作的治疗体位。

（4）部位：单孔艾灸盒适合在四肢关节使用，多孔艾灸盒适合在身体平坦部位如腹部、背部、腰部使用。

（5）操作者：操作者在治疗时不可离开，需将易燃物品尽量远离已点燃的艾灸。

2. 操作方法

（1）月经量多：穴位为足三里、三阴交、中极、气海、肾俞、肝俞。患者俯卧，用点燃的艾条在患者的肾俞、肝俞进行悬灸治疗，时间 20min，然后嘱患者改仰卧位，用同样的方法在足三里、三阴交、中极、气海悬灸治疗 20min。要求患者的穴位皮肤能够感到温热、舒适。

（2）月经后期：在以关元、归来穴为中心，向外周扩展 1～3 寸的部位。

（3）月经量少：艾灸关元、足三里、三阴交。

3. 操作时间与疗程

月经量多：每天 1 次，经前 3～5 天开始艾灸，月经来潮则停止艾灸。至下次月经来前 3～5 天继续艾灸治疗，连续治疗 3 个月。

月经后期：用点燃的艾条施以回旋灸 20min，施灸隔天一次，月经期停灸。

月经量少：每天灸疗 1 次，每次灸 20min，至月经来潮停用，经净后开始下一个疗程，连续治疗 3 个疗程。

4. 注意事项　注意避风保暖，及时补水。

5. 禁忌

（1）不宜在过饥、过饱、醉酒、大恐、大怒、大渴时施灸。

（2）灸后半小时内不应接触冷水。

（3）严重皮损者不宜艾灸。

（四）拔罐

1. 操作前准备

（1）器具：普通诊疗床、火罐（若走罐需润滑剂、针罐需采血针）、95%乙醇、酒精灯、无菌棉花、镊子、打火机。

（2）环境：保证室内空气流通、清洁卫生、室内安静、室温适宜，酒精灯附近勿放置易燃易爆品。

（3）体位：根据拔罐部位，采取使患者感到舒适，肌肉能够放松，施术部位充分暴露，又能持久保持、便于操作的体位。

1）仰卧位：患者自然平卧于床上，双上肢平放于身体两侧或放于腹部。取头面部、前胸、前肋间、腹部、上肢掌侧、下肢前侧及手足部位的穴位时均可以采用此体位。

2）俯卧位：患者俯卧于床上，颌下垫一薄垫。两臂抱于薄垫上或平放于身体两侧，这是常用的体位。取头颈、肩背、腰骶部及下肢后侧诸穴时可采用此体位。

3）侧卧位：令患者侧卧于治疗床上，同侧下肢呈屈曲状，对侧的腿自然伸直，双上肢屈曲放于身体的前侧，适合于周身除接触床面的各个部位。

4）坐位：俯伏坐位（患者坐于一方凳上，头部俯伏于前方桌子上，适用于后头颈部、肩部、背部、腰部、骶部、臀部、髂嵴部、后肋间等），正坐位（患者直身起坐，适用于头项部、背部、上肢及膝部）。

（4）部位：在选好的治疗部位上先用纱布浸温水洗净患部，再以干纱布擦干，为防止发生烫伤，一般不用乙醇或碘酒消毒，不过要待皮肤干燥后再行拔罐（水煮法、抽气法、蒸气法不在此限）。

（5）操作者：在治疗过程中，操作者应仔细询问患者病史，详细检查，耐心解释，态度和蔼，精神集中，争取患者的合作，以免患者产生恐惧心理或不愿意接受本疗法的治疗，或不能连续治疗而影响效果。

2. 操作方法与步骤　采用刺络拔罐法治疗，选用双侧三阴交、肝俞作为放血点，每5天刺络放血1次，3次为1个疗程。常规乙醇消毒双侧三阴交、肝俞，用三棱针快速点刺7～10次，然后再在相应穴位上拔罐。

3. 操作时间与疗程　每次留罐10min，1周1次，治疗3个月。

4. 注意事项

(1)拔罐时间不宜过长,否则易起水疱,血液疾病、皮肤疾病、传染病、皮肤破溃者不能拔罐。

(2)准备治疗皮肤损伤、晕罐等意外情况的药品和器械。

(3)如因治疗需要,必须在有毛发的地方或毛发附近拔罐时,为防止引火烧伤皮肤造成感染,应行剃毛,然后在施罐部位涂适量的凡士林或采用面垫。

(4)若施罐部位凸凹不平或有多头痈、溃疡等,宜采用面垫法。

5. 禁忌

(1)大血管部位不能拔罐。

(2)拔罐后 24h 内不能洗澡。

(五)刮痧

1. 操作前准备

(1)器具:普通诊疗床、刮痧板、刮痧油、毛毯。

(2)环境:保证室内空气流通、清洁卫生、室内安静、室温适宜。

(3)体位:选择既能便于刮痧操作,又能充分暴露被刮部位,保证患者肌肉放松,可保持配合刮痧体位一段时间。

1)坐位:适宜刮头、颈、肩、四肢、胸、背、腰等部位。患者面向椅背骑坐,双臂放在椅背上,使其身体有所依靠。

2)侧卧:适宜刮拭侧头部、胸、背、腰、髋、下肢侧面等部位。

3)仰卧:适宜刮前头部、头顶部、侧头部、面部、胸、腹等部位。

4)俯卧:适宜刮后头部、背、腰、下肢后侧等部位。卧位时腹部垫一软枕托起腹部,避免肌肉紧张。

(4)部位:充分暴露需刮痧的部位,涂擦刮痧油。

(5)操作者:刮痧结束后擦净刮痧油渍,叮嘱患者穿衣保暖、喝适量温开水,1h 内禁止外出或沾凉水。

2. 操作方法与步骤 患者平卧,穴取双侧合谷、三阴交。刮痧用部位皮肤常规消毒后涂抹润滑剂(红花油等有活血作用的润滑剂更好),用刮痧板单方向刮 15 次(忌来回操作,易磨损皮肤),刮拭长度约为 5cm,以刮痧板与皮肤夹角 30° ～45° 为佳,力度适中均匀,以局部皮肤潮红为度。

3. 操作时间与疗程　每日 1 次,治疗至月经来潮。

4. 注意事项

(1)刮痧完应该休息片刻,饮 1 杯温开水,不要立即洗澡或者是外出受风寒。

(2)若因刮痧导致的皮损,待结痂后方可洗澡,且不宜大力揉搓皮损处。

(3)刮痧时应注意室内温度不宜过低。

5. 禁忌

(1)饱腹、饥饿或者是极度劳累、极度虚弱、大怒的情况下,均不适宜立即刮痧。

(2)如果皮肤局部有皮损、溃疡、疱疹等,不建议刮痧。

(3)对严重的器质性疾病及血液系统疾病患者,也不建议刮痧。

第二节　围绝经期睡眠障碍

一、定义

围绝经期睡眠障碍是指女性在绝经期前后伴随围绝经期症候群出现的一类以经常不能获得正常睡眠为特征的特殊状态,其主要表现为夜间入睡困难、早醒、多梦易醒、醒后无法入睡,多伴日间疲倦嗜睡、乏力、头昏、胸闷等。围绝经期睡眠障碍,属中医绝经前后诸证中失眠症,亦称"不寐""不得眠""目不暝""不得卧"等。

二、治疗

(一)针刺

1. 操作前准备

(1)器具:普通诊疗床、碘伏、棉签、无菌针灸针、无菌棉球等。

(2)环境:保证室内空气流通、清洁卫生、室内安静、室温适宜。

(3)体位:选择患者舒适、能暴露操作部位、便于操作者操作的治疗体位。

（4）部位:根据穴位选择合适体位、暴露针刺局部皮肤。

（5）操作者:操作者双手须修剪指甲,用肥皂水清洗双手。操作时操作者双手温暖,精神专注,态度和蔼,争取患者的配合。

2. 操作方法与步骤　选穴神庭、百会、安眠(双侧)、印堂、四神聪、太溪(双侧)、神门(双侧)、本神(双侧)、三阴交(双侧)。15°方向平刺印堂 0.3寸;平补平泻法直刺安眠 1.0 寸;平补平泻法斜刺百会、神庭、四神聪、本神0.8 寸;平补平泻法直刺神门 0.5 寸;提插捻转补法直刺太溪、三阴交 1.0 寸。针刺以得气为度。

3. 操作时间与疗程　每次留针 30min,每日 1 次,每周治疗 5 次,连续治疗 4 周。

4. 注意事项

（1）治疗处有明显皮损者不宜进行治疗。

（2）针后不宜立即起身,可平躺或坐卧式休息 10～15min 后饮用少量温水。

（3）注意休息,避风寒。

（4）高血压患者慎针百会。

5. 禁忌

（1）长时间空腹、刚结束剧烈运动、醉酒者不宜立刻进行治疗。

（2）治疗后 24h 禁洗澡。

（二）推拿

1. 操作前准备

（1）器具:按摩床、推拿油、一次性铺巾、毛毯。

（2）环境:保证室内空气流通、清洁卫生,室内安静、室温适宜。

（3）体位:选择患者舒适、能暴露操作部位、便于操作者治疗的体位。

（4）部位:根据穴位选择合适体位,若天气寒冷可酌情穿轻薄衣物,不必裸露皮肤。

（5）操作者:操作者一定要修剪指甲,按摩前清洁双手,操作者按摩前一定要先将自己的双手搓热保证双手温暖。

2. 操作方法与步骤　患者俯卧,操作者先沿患者的背部正中及两侧从上向下施以按揉法 5min,拿揉患者头部及颈部两侧软组织 2～3min,然后用拇指沿脊柱两侧肌肉揉按约 5min,沿脊柱正中督脉涂抹适当介质,采用掌根推法从上往下,约 5min,以背部微微发热为度,以疏通督脉,放松背腰部软组织,然后采用一指禅推法依次点按百会、哑门、大椎、至阳、命门和腰阳关,每穴约 1min。

3. 注意事项

(1)由于按摩时患者易入睡,所以按摩前宜给患者身体覆盖毛毯等以防着凉。

(2)按摩时可以根据患者的情况准备一些相应的按摩介质,如为婴幼儿或者年老体弱者按摩可以准备一些麻油或者植物油等。

(3)指甲太长容易损伤患者的皮肤,指甲过短又可能影响按压穴位时的力道,为此应该确保指甲与指腹顶端平齐最好。

(4)操作者在按摩前要清洁双手,同时摘掉有可能影响按摩的物品,如戒指、手表、手链等。

4. 禁忌　按摩部位出现骨性病变、肌肉劳损、筋膜粘连者,应先进行治疗,待病症痊愈或明显缓解后再进行推拿。

(三)艾灸

1. 操作前准备

(1)器具:普通诊疗床、艾灸盒、打火机、一次性铺巾、毛毯。

(2)环境:保证室内空气流通、清洁卫生、室内安静、室温适宜。

(3)体位:选择患者舒适、能暴露操作部位、便于操作者操作的治疗体位。

(4)部位:单孔艾灸盒适合在四肢关节使用,多孔艾灸盒适合在身体平坦部位如腹部、背部、腰部使用。

(5)操作者:操作者在治疗时不可离开,需将易燃物品尽量远离已点燃的艾灸。

2. 操作方法　患者取坐位,分别以百会和神阙为中心点固定艾灸盒,使艾灸的范围能够覆盖百会及神阙区域,点燃艾条并插入灸盒内,灸感以覆盖区域有温热感为宜。

3. 操作时间与疗程　每日 1 次,每次 20min,连续治疗 3 个月。

4. 注意事项　注意避风保暖,及时补水。

5. 禁忌

（1）不宜在过饥、过饱、醉酒、大恐、大怒、大渴时施灸。

（2）灸后半小时内不应接触冷水。

（3）严重皮损者不宜艾灸。

（四）拔罐

1. 操作前准备

（1）器具：普通诊疗床、火罐（若走罐需润滑剂、针罐需采血针）、95%乙醇、酒精灯、无菌棉花、镊子、打火机。

（2）环境：保证室内空气流通、清洁卫生、室内安静、室温适宜，酒精灯附近勿放置易燃易爆品。

（3）体位：根据拔罐部位，采取使患者感到舒适肌肉能够放松，施术部位充分暴露，又能持久保持、便于操作的体位。具体体位参考第一节围绝经期月经紊乱二、治疗（四）拔罐。

（4）部位：在选好的治疗部位上先用纱布浸温水洗净患部，再以干纱布擦干，为防止发生烫伤，一般不用乙醇或碘酒消毒，不过要待皮肤干燥后再行拔罐（水煮法、抽气法、蒸气法不在此限）。

（5）操作者：在治疗过程中，应仔细询问病史，详细检查，耐心解释，态度和蔼，精神集中，争取患者的合作，以免患者产生恐惧心理，或不愿意接受本疗法的治疗，或不能连续治疗而影响效果。

2. 操作方法

取双侧膀胱经心俞、肝俞、肾俞、脾俞、膈俞，采用闪火法各拔 1 个罐，每次留罐 5～10min，以局部皮肤潮红为度。

3. 操作时间与疗程　隔日治疗 1 次，每周治疗 3 次，总疗程为 4 周。

4. 注意事项

（1）拔罐时间不宜过长，易起水疱；血液疾病、皮肤疾病、传染病、皮肤破溃者不能拔罐。

（2）准备治疗皮肤损伤、晕罐等意外情况的药品和器械。

（3）如因治疗需要，必须在有毛发的地方或毛发附近拔罐时，为防止引火烧伤皮肤造成感染，应行剃毛，然后在施罐部位涂适量的凡士林或采用面垫法。

（4）若施罐部位凸凹不平或有多头痛、溃疡等,宜采用面垫法。

5. 禁忌

（1）大血管部位不能拔罐。

（2）拔罐后 24h 内不能洗澡。

（五）刮痧

1. 操作前准备

（1）器具:普通诊疗床、刮痧板、刮痧油、毛毯。

（2）环境:保证室内空气流通、清洁卫生、室内安静、室温适宜。

（3）体位:选择既能便于刮痧操作,又能充分暴露被刮部位,患者肌肉放松,可保持配合刮痧体位一段时间。具体体位参考第一节围绝经期月经紊乱二、治疗（五）刮痧。

（4）部位:充分暴露需刮痧的部位,涂擦刮痧油。

（5）操作者:刮痧结束后擦净刮痧油渍。叮嘱患者穿衣保暖、喝适量温开水,1h 内禁止外出或接触凉水。

2. 操作方法 患者取合适体位,充分暴露刮痧部位,将刮痧油均匀涂抹于刮拭部位（头部除外）,刮板与皮肤呈45°。

头部:先用刮板从“面中线”分别向左右两侧头维穴方向刮拭,再用弧线刮法刮拭头部两侧,从太阳至风池区域,最后用轻手法以百会为中心向四神聪方向刮拭,用刮板角点压神庭、百会、四神聪。

背部:以直线刮法刮拭左右足太阳膀胱经,从心俞至肾俞区域,点压心俞、肝俞、肾俞、脾俞、膈俞。

上肢:以直线刮法刮拭左右手少阴心经,从极泉至少冲区域,点压神门穴。

下肢:以直线刮法刮拭左右足少阴肾经,从大腿根部至涌泉穴区域,点压涌泉、太溪、照海穴。

3. 操作时间与疗程 每个部位刮拭 15～20 下,主穴点压 20～30 次。每周刮痧 1 次,共 8 周。

4. 注意事项

（1）刮痧完应该休息片刻,饮 1 杯温开水,不要立即洗澡或者是外出受风寒。

（2）若因刮痧导致的皮损,待结痂后方可洗澡,且不宜大力揉搓皮损处。

（3）刮痧时应注意室内温度不宜过低。

5. 禁忌

（1）饱腹、饥饿或者是极度劳累、极度虚弱、大怒的情况下,均不适宜立即刮痧。

（2）如果皮肤局部有皮损、溃疡、疱疹等,不建议刮痧。

（3）对严重的器质性疾病及血液系统疾病患者,也不建议刮痧。

（六）敷贴

1. 操作前准备

（1）器具:普通诊疗床、治疗盘、胶带、药膏。

（2）环境:保证室内空气流通、清洁卫生、室内安静、室温适宜。

（3）体位:取得患者理解,选合适体位,松解衣物,暴露敷贴位置,注意保暖。

（4）部位:根据选定部位从上至下依次敷贴。

（5）操作者:随时观察病情,发现异常立刻停止敷贴,治疗完成后,协助患者整理衣着,整理物品。

2. 操作方法　穴位敷贴膏剂的配制方药组成:淫羊藿 9g,巴戟天 9g,当归 9g,黄柏 6g,知母 6g 等。取上述药物,研磨成细粉末后,加入麝香、鲜姜汁及香油,调成膏状,制备成圆锥状药饼,直径约 2cm。

3. 操作时间与疗程　敷贴每次 30min,每天 1 次,10 次为 1 个疗程,连续治疗 3 个疗程。

4. 注意事项

（1）敷贴过程中如出现局部灼热瘙痒等不适症状应立即停止治疗。

（2）治疗期间饮食保持清淡,避免辛辣刺激、燥热易发食物（如羊肉、狗肉、海鲜等）。

5. 禁忌　对敷贴药物有过敏史、严重皮肤病和皮肤破损、疾病发作期（发热、黄疸等）患者不能敷贴治疗。

第三节　围绝经期血管舒缩功能失调

一、定义

围绝经期血管舒缩功能失调特征性症状是潮热。血管舒缩功能失调也可引起身体其他部位的不适,如眩晕、头痛、手足冰冷、汗出、心悸、胸闷等特有症状,常常影响睡眠,引发疲劳、注意力不集中、记忆力下降、血压波动等。轻者数日发作一次,重者一日发作数十次。

二、治疗

(一)针刺

1. 操作前准备

(1)器具:普通诊疗床、碘伏、棉签、无菌针灸针、无菌棉球等。

(2)环境:保证室内空气流通、清洁卫生、室内安静、室温适宜。

(3)体位:选择患者舒适、能暴露操作部位、便于操作者操作的治疗体位。

(4)部位:根据穴位选择合适体位、暴露针刺局部皮肤。

(5)操作者:操作者双手须修剪指甲,用肥皂水清洗双手。操作时操作者双手温暖,精神专注,态度和蔼,争取患者的配合。

2. 操作方法与步骤　　主穴取关元、子宫、足三里、三阴交。随证配穴:潮热汗出加合谷、复溜,失眠多梦加百会、安眠,烦躁易怒加太冲、神门,头晕耳鸣加风池、听宫,阴道干、性交痛加蠡沟、太溪,骨骼酸痛加悬钟、阳陵泉。

3. 操作时间与疗程　　每天 1 次,10 次为 1 个疗程,疗程间休息 2 天,共治疗 2 个疗程。

4. 注意事项

(1)治疗处有明显皮损者不宜进行。

(2)针后不宜立即起身,可平躺或坐卧式休息 10～15min 后饮用少量温水。

（3）注意休息，避风寒。

5. 禁忌

（1）长时间空腹、刚结束剧烈运动、醉酒者不宜立刻进行治疗。

（2）治疗后 24h 禁洗澡。

（二）推拿

1. 操作前准备

（1）器具：按摩床、推拿油、一次性铺巾、毛毯。

（2）环境：保证室内空气流通、清洁卫生、室内安静、室温适宜。

（3）体位：选择患者舒适、合理暴露操作部位、便于操作者治疗的体位。

（4）部位：根据穴位选择合适体位，若天气寒冷可酌情穿轻薄衣物，不必裸露皮肤。

（5）操作者：操作者一定要修剪指甲，按摩前清洁双手，操作者按摩前一定要先将自己的双手搓热保证双手温暖。

2. 操作方法与步骤

（1）患者俯卧位，操作者从第 7 胸椎至第 5 腰椎，按揉背部膀胱经 3～5 遍，点按膈俞、肝俞、脾俞、肾俞，重点按揉厥阴俞、心俞、督俞和气海俞；施捏脊法 3～5 遍；搓擦命门、八髎，透热为度；提拿小腿。

（2）患者仰卧位，操作者分推胁肋 3～5 遍，点按中脘、天枢、关元；自上而下按压前臂心包经；点按神门、合谷、太冲；拿揉下肢脾胃经，点按血海、阴陵泉、足三里；双手拇指交替按压小腿三阴经 3～5 遍，点按三阴交、太溪、涌泉。

3. 注意事项

（1）由于按摩时患者容易入睡，所以按摩前宜准备毛毯覆盖患者身体以防止着凉。

（2）按摩时可以根据患者的情况准备一些相应的按摩介质，如为婴幼儿或者年老体弱者按摩时可以准备一些麻油或者植物油等。

（3）指甲太长容易损伤患者的皮肤，指甲过短又可能影响按压穴位时的力道，为此应该确保指甲与指腹顶端平齐最好。

（4）操作者在按摩前要清洁双手，摘掉有可能影响按摩的物品，如戒指、手表、手链等。

4. 禁忌　按摩部位出现骨性病变、肌肉劳损、筋膜粘连者,应先进行治疗,待病症痊愈或明显缓解后再进行推拿。

(三)艾灸

1. 操作前准备

(1)器具:普通诊疗床、艾灸盒、打火机、一次性铺巾、毛毯。

(2)环境:保证室内空气流通、清洁卫生、室内安静、室温适宜。

(3)体位:选择患者舒适、能暴露操作部位、便于操作者治疗的体位。

(4)部位:单孔艾灸盒适合在四肢关节使用,多孔艾灸盒适合在身体平坦部位如腹部、背部、腰部使用。

(5)操作者:操作者在治疗时不可离开,需将易燃物品尽量远离已点燃的艾灸。

2. 操作方法与步骤　患者取俯卧位,定位双侧胆俞,每穴灸至患者皮肤潮红为止。

3. 操作时间与疗程　每次 20min,每 3 日 1 次,连续治疗 3 个月。

4. 注意事项　注意避风保暖,及时补水。

5. 禁忌

(1)不宜在过饥、过饱、酒醉、大恐、大怒、大渴时施灸。

(2)灸后半小时内不应接触冷水。

(3)严重皮损者不宜艾灸。

(四)刮痧

1. 操作前准备

(1)器具:普通诊疗床、刮痧板、刮痧油、毛毯。

(2)环境:保证室内空气流通、清洁卫生、室内安静、室温适宜。

(3)体位:选择既能便于刮痧操作,又能充分暴露被刮部位,患者肌肉放松,可保持配合刮痧体位一段时间。具体体位参考第一节围绝经期月经紊乱二、治疗(五)刮痧。

(4)部位:充分暴露需刮痧的部位,涂擦刮痧油。

(5)操作者:刮痧结束后擦净刮痧油渍,叮嘱患者穿衣保暖、喝适量温开水,1h 内禁止外出或接触凉水。

2. 操作方法与步骤

患者取俯卧位,充分暴露背部至腰骶部,以督脉和足太阳膀胱经左右第 1、2 侧线共 5 条纵线为刮痧部位。先在患者背部涂上医用石蜡油,再用边缘钝滑的刮痧板与皮肤呈 45°～90° 从上向下刮拭背部皮肤。先刮督脉,然后刮拭膀胱经的第 1、2 侧线,每个部位刮 8～20 次,平均 5～10min;再用刮痧板的一角点压按揉患者的五脏背俞穴,肾俞、脾俞、肺俞用补法(力量较轻、速度较慢、刺激时间较长),心俞、肝俞用泻法(力量较重、速度较快、刺激时间较短),每个穴位点刮 0.5～1min。

在刮痧过程中若患者局部有酸、麻、胀痛或刺痛的异常感觉出现,也应在相应部位各点刮 0.5～1min。力度应根据患者的体质和承受度来决定,刮至出痧即可,不可强求出痧。

3. 操作时间与疗程　每周 1 次,1 个月为 1 个疗程,共治疗 3 个疗程。

4. 注意事项

(1)刮痧完应该休息片刻,饮 1 杯温开水,不要立即洗澡或者是外出受风寒。

(2)若因刮痧导致的皮损,待结痂后方可洗澡,且不宜大力揉搓皮损处。

(3)刮痧时应注意室内温度不宜过低。

5. 禁忌

(1)饱腹、饥饿或者是极度劳累、极度虚弱或大怒的情况下,均不适宜立即刮痧。

(2)如果皮肤局部有皮损、溃疡、疱疹等,不建议刮痧。

(3)对严重的器质性疾病及血液系统疾病患者,也不建议刮痧。

(五)敷贴

1. 操作前准备

(1)器具:普通诊疗床、治疗盘、胶带、药膏。

(2)环境:保证室内空气流通、清洁卫生、室内安静、室温适宜。

(3)体位:取得患者理解,选合适体位,松解衣物,暴露敷贴位置,注意保暖。

(4)部位:根据选定部位从上至下依次敷贴。

（5）操作者:随时观察病情,发现异常立刻停止敷贴,治疗完成后,协助患者整理衣着,整理物品。

2. 操作方法与步骤　五倍子、五味子、何首乌、酸枣仁各等份,共研细末,装瓶中密封备用。脐部用 75% 乙醇常规消毒后,根据脐部凹陷浅深、大小不同,取药粉 5～10g 用 75% 乙醇调成糊状,敷于脐上,药糊可稍大于脐,敷药直径 2～3cm,药上覆盖塑料薄膜,然后用胶布固定。胶布过敏者用纱布外敷后用布带系于腰部固定。

3. 操作时间与疗程　24h 换药一次,10 次为 1 个疗程。

4. 注意事项

（1）患者敷贴过程中如出现局部灼热瘙痒等不适症状应立即停止治疗。

（2）治疗期间饮食保持清淡,避免辛辣刺激、燥热易发食物(羊肉、狗肉、海鲜等)。

5. 禁忌　对敷贴药物有过敏史、严重皮肤病和皮肤破损者、疾病发作期(发热、黄疸等)患者不能敷贴治疗。

（六）耳穴

1. 操作前准备

（1）器具:贴压药物可因地制宜选用表面光滑、质硬、适合贴压穴位面积大小,且无副作用的物质(莱菔子、王不留行、白芥子),及胶布、75%乙醇、碘酒、无菌棉球、镊子。

（2）环境:保证室内空气流通、清洁卫生、室内安静、室温适宜,光线明亮便于耳穴定位。

（3）体位:患者位于操作者对面,采用坐位。

（4）部位:耳部。

（5）操作者:操作者双手须修剪指甲,用肥皂水清洗双手。操作时操作者双手温暖,精神专注,态度和蔼,争取患者的配合。

2. 操作方法与步骤

选用中药王不留行,采用正方形医用胶布,将王不留行粘于胶布中央,然后用探棒在选取的耳穴区进行探压,在穴区内寻找出最敏感点后,用75% 乙醇棉球消毒耳郭后,用镊子将粘好王不留行的胶布贴至耳穴,并稍加压力,使耳部感到有酸痛、麻胀、发热感。

贴压后嘱患者每日自行按压所贴耳穴 3～5 次,每次每穴按压时间应不少于 20s,使耳郭发红发热为度。

3. 操作时间与疗程　每日自行按压耳穴 3～4 次,每次 1～2min。左右耳交替贴压,3 日一换,每周 2 次,中间休息 1 天,连压 4 周为 1 个疗程。

4. 注意事项

(1)孕妇不宜做耳贴。

(2)月经过多者,在月经期不宜做耳贴。

5. 禁忌

(1)耳郭局部有炎症、冻疮、破溃者,对耳穴贴压所使用的胶布或所使用的王不留行、油菜籽等过敏者,应禁用本法。

(2)若为感染性病灶并已化脓破溃时禁止使用,皮肤病处于急性发病期时禁止使用。

第四节　围绝经期原发性高血压

一、定义

围绝经期原发性高血压是女性在围绝经期特殊的时间段,由于卵巢功能的衰退,引起下丘脑－垂体－卵巢内分泌轴的功能失调,出现以自主神经功能紊乱为主的症候群,包括神经内分泌激活、交感神经亢进、心率加快、血管收缩、心理应激性增加等,属于神经性高血压。围绝经期原发性高血压的特点是病程短、血压波动大、易受情绪的影响,血压变异性增加,控制难度增大。古代医籍中并没有关于围绝经期原发性高血压的记载,根据其症状,主要归于"眩晕""头痛"等范畴,也有部分学者主张以"脉胀"命名无症状的高血压。笔者认为围绝经期原发性高血压的基本病因病机为本虚标实。本虚乃心气虚,标实为瘀血、痰浊内生,痰瘀阻络、毒损心络进而导致心主血脉功能失常是其发病的病理生理基础,病机的关键在于心气虚。

二、治疗

针刺

1. 操作前准备

（1）器具：普通诊疗床、碘伏、棉签、无菌针灸针、无菌棉球等。

（2）环境：保证室内空气流通、清洁卫生，室内安静、室温适宜。

（3）体位：选择患者舒适、能暴露操作部位、便于操作者操作的治疗体位。

（4）部位：根据穴位选择合适体位、暴露针刺局部皮肤。

（5）操作者：操作者双手须修剪指甲，用肥皂水清洗双手。操作时操作者双手温暖，精神专注，态度和蔼，争取患者的配合。

2. 操作方法与步骤　针刺取百会、合谷、太冲、曲池。百会用毫针平刺 1～2 分，针尖方向施以迎随补泻中泻法（迎向督脉循行方向），同时每 10min 行捻转泻法；合谷进针 0.8～1 寸，太冲进针 0.5～0.8 寸，曲池进针深度为 0.8～1 寸，得气后施以提插捻转之泻法；太溪进针深度为 0.5～0.8 寸，得气后施以提插捻转之补法。

3. 操作时间与疗程　上述腧穴均每次留针 30min，以上针刺均每日 1 次，每周 5 次。两组疗程均为 8 周。

4. 注意事项

（1）治疗处有明显皮损者不宜进行治疗。

（2）针后不宜立即起身，可平躺或坐卧式休息 10～15min 后饮用少量温水。

（3）注意休息，避风寒。

5. 禁忌

（1）长时间空腹、刚结束剧烈运动、醉酒者不宜立刻进行治疗。

（2）治疗后 24h 禁洗澡。

第五节 围绝经期功能性消化不良

一、定义

功能性消化不良是指反复出现消化不良且非器质性疾病,围绝经期女性为常见发病群体。由于围绝经期女性卵巢功能开始出现衰退,雌激素分泌下降,从而导致内分泌失调、消化不良等症状。中医学认为围绝经期功能性消化不良初期以寒凝、食积、气滞、痰湿等为主,属实证;邪气久羁,耗伤正气,则由实转虚,或虚实夹杂。久病入络则变生瘀阻。脾虚气滞,胃失和降为其基本病机,以脾虚为本,气滞、血瘀、食积、痰湿等邪实为标。

二、治疗

针刺

1. 操作前准备

(1)器具:普通诊疗床、碘伏、棉签、无菌针灸针、无菌棉球等。

(2)环境:保证室内空气流通、清洁卫生、室内安静、室温适宜。

(3)体位:选择患者舒适、能暴露操作部位、便于操作者操作的治疗体位。

(4)部位:根据穴位选择合适体位、暴露针刺局部皮肤。

(5)操作者:操作者双手须修剪指甲,用肥皂水清洗双手。操作时操作者双手温暖,精神专注,态度和蔼,争取患者的配合。

2. 操作方法与步骤 针灸中脘、双侧足三里、三阴交、太冲及内关。对上述穴位常规消毒,操作者右手持一次性针具,针体与皮肤呈90°刺入皮下,继续进针深度为 15～45mm。

3. 操作时间与疗程 每次留针 15min,每日 2 次,1 周为 1 个疗程,疗程间休息 2～3 日,共 4 周。

4. 注意事项

(1)治疗处有明显皮损者不宜进行治疗。

(2)针后不宜立即起身,可平躺或坐卧式休息 10～15min 后饮用少量温水。

（3）注意休息，避风寒。

5. 禁忌

（1）长时间空腹、刚结束剧烈运动、醉酒者不宜立刻进行治疗。

（2）治疗后 24h 禁洗澡。

第六节　围绝经期抑郁

一、定义

围绝经期抑郁是指妇女绝经及其前后 1 年，因自身调节能力较差而出现的心理和认知障碍。以情绪低落、焦虑、抑郁、思维迟缓伴有自主神经紊乱为主要表现，属于围绝经期综合征的一种严重类型。抑郁症是一种慢性、严重损害性疾病，而围绝经期抑郁以持续性情绪低落为特点，社会功能危害性大，自杀危险性高。围绝经期抑郁中医古籍无类似病名记载，根据相似的临床症状，可归于"百合病""脏躁""郁证"等病症。"喜悲伤欲哭，象如神灵所作"，"心中常有所怵"，精神情志异常是其主要表现。该病大多责之于心、肝、脾、肾失调，以肾虚肝郁、脾虚肝郁、心肾不交为主要辨证类型。

二、治疗

（一）针刺

1. 操作前准备

（1）器具：普通诊疗床、碘伏、棉签、无菌针灸针、无菌棉球等。

（2）环境：保证室内空气流通、清洁卫生、室内安静、室温适宜。

（3）体位：选择患者舒适、能暴露操作部位、便于操作者治疗的体位。

（4）部位：根据穴位选择合适体位、暴露针刺局部皮肤。

（5）操作者：操作者双手须修剪指甲，用肥皂水清洗双手。操作时操作者双手温暖，精神专注，态度和蔼，争取患者的配合。

2. 操作方法与步骤　消毒双侧三阴交、合谷、太冲，快速刺入皮下（三阴交采用直刺，合谷、太冲采用斜刺）。

3. 操作时间与疗程　每次留针 30min，每周 3 次，4 周为 1 个疗程。各组均连续治疗 8 周。

4. 注意事项

（1）治疗处有明显皮损者不宜进行治疗。

（2）针后不宜立即起身，可平躺或坐卧式休息 10～15min 后饮用少量温水。

（3）注意休息，避风寒。

5. 禁忌

（1）长时间空腹、刚结束剧烈运动、醉酒者不宜立刻进行治疗。

（2）治疗后 24h 禁洗澡。

（二）推拿

1. 操作前准备

（1）器具：按摩床、推拿油、一次性铺巾、毛毯。

（2）环境：保证室内空气流通、清洁卫生、室内安静、室温适宜。

（3）体位：选择患者舒适、能暴露操作部位、便于医师治疗的体位。

（4）部位：根据穴位选择合适体位，若天气寒冷可酌情穿轻薄衣物，不必裸露皮肤。

（5）操作者：操作者一定要修剪指甲、清洁双手，操作者按摩前一定要先将自己的双手搓热保证双手温暖。

2. 操作方法与步骤　采用引阳入阴推拿方式。按照开天门、推印堂、揉太阳、揉百会、勾风池、压安眠、勾廉泉、按承浆的顺序进行推拿，每个穴位操作 30～50 次，速度为 120～160 次 /min。

3. 操作时间与疗程　每次推拿时间为 10min，患者每日到门诊进行治疗。10 次为 1 个疗程，共治疗 3 个疗程。

4. 注意事项

（1）由于按摩时患者易入睡，宜准备毛毯覆盖患者躯体以防着凉。

（2）按摩时可以根据患者的情况准备一些相应的按摩介质，如为婴幼儿或者年老体弱者按摩时可以准备一些麻油或者植物油等。

（3）指甲太长容易损伤患者的皮肤，指甲过短又可能影响按压穴位时的力道，为此应该确保指甲与指腹顶端平齐最好。

（4）操作者在按摩前要清洁双手，摘掉有可能影响按摩的物品，如戒指、手表、手链等。

5. 禁忌　按摩部位出现骨性病变、肌肉劳损、筋膜粘连者,应先进行治疗,待病症痊愈或明显缓解后再进行推拿。

(三)艾灸

1. 操作前准备

(1)器具:普通诊疗床、艾条、打火机、一次性铺巾、毛毯。

(2)环境:保证室内空气流通、清洁卫生、室内安静、室温适宜。

(3)体位:选择患者舒适、能暴露操作部位、便于操作者治疗的体位。

(4)部位:单孔艾灸盒适合在四肢关节使用,多孔艾灸盒适合在身体平坦部位如腹部、背部、腰部使用。

(5)操作者:施灸者在治疗时不可离开,需将易燃物品尽量远离已点燃的艾灸。

2. 操作方法与步骤　配合艾灸采用温灸法,取穴百会、肾俞、合谷、足三里、三阴交。

3. 操作时间与疗程　每次 15min,每日 1 次,30 日为 1 个疗程。

4. 注意事项　注意避风保暖,及时补水。

5. 禁忌

(1)不宜在过饥、过饱、酒醉、大恐、大怒、大渴时施灸。

(2)灸后半小时内不应接触冷水。

(3)严重皮损者不宜艾灸。

第七节　围绝经期功能失调性子宫出血

一、定义

围绝经期功能失调性子宫出血主要指围绝经期妇女绝经前后出现无排卵功能失调性子宫出血,其主要临床症状为周期不规律、出血量不规律、经期长短不一。中医学认为围绝经期功能失调性子宫出血属"崩漏"范畴,乃"七七"之年肾气渐衰、天癸渐竭,阴虚阳搏,冲任之脉虚损,不能约制经血所致。"七七"之年肾气已衰,任冲二脉的固摄则更依赖于脾气。脾气健运,血循常道,血旺而经调,反之则统摄无权,任脉亏虚而不固,则可能出现月经过多、崩漏、经期延长等。

二、治疗

(一)针刺

1. 操作前准备

(1)器具:普通诊疗床、碘伏、棉签、无菌针灸针、无菌棉球等。

(2)环境:保证室内空气流通、清洁卫生、室内安静、室温适宜。

(3)体位:选择患者舒适、能暴露操作部位、便于操作者治疗的体位。

(4)部位:根据穴位选择合适体位、暴露针刺局部皮肤。

(5)操作者:操作者双手须修剪指甲,用肥皂水清洗双手。操作时操作者双手温暖,精神专注,态度和蔼,争取患者的配合。

2. 操作方法与步骤

(1)取关元、气海旁开 5 分,左右各取一点,常规消毒后,根据患者胖瘦不同进针 1.5～2.5 寸,当患者出现强烈针感后停止进针,轻微小幅度捻转或弹拨。

(2)针刺断红穴(位于手指第 2、3 掌指关节间前 1 寸,相当于八邪穴之上都穴),艾灸隐白、大敦。

3. 操作时间与疗程 每日 2 次,持续 1 周。

4. 注意事项

(1)治疗处有明显皮损者不宜进行治疗。

(2)针后不宜立即起身,可平躺或坐卧式休息 10～15min 后饮用少量温水。

(3)注意休息,避风寒。

5. 禁忌

(1)长时间空腹、刚结束剧烈运动、醉酒者不宜立刻进行治疗。

(2)治疗后 24h 禁洗澡。

(二)耳穴

1. 操作前准备

(1)器具:贴压药物可因地制宜选用表面光滑、质硬、适合贴压穴位面积大小且无副作用的物质(如莱菔子、王不留行、白芥子),及胶布、75%乙醇、碘酒、无菌干棉球、镊子。

(2)环境:保证室内空气流通、清洁卫生,室内安静、室温适宜,光线明亮便于耳穴定位。

(3)体位:患者位于施治者对面,采用坐位。

(4)部位:耳部。

(5)操作者:操作者双手须修剪指甲,用肥皂水清洗双手。操作时操作者双手温暖,精神专注,态度和蔼,争取患者的配合。

2. 操作方法与步骤　预先将胶布裁成 0.6cm×0.6cm 小方块,将贴压药籽粘在正中。找准耳穴选子宫、肾、肝、脾,常规消毒。以左手固定耳郭,右手持止血钳或镊子夹取已粘有药子的胶布,对准耳穴贴压。然后用右手拇、示指循耳前后夹信捻压,一般选用中等强度刺激,至耳郭发热、发胀,耳穴局部出现酸沉麻木感为宜。

3. 操作时间与疗程　两耳轮换,每贴压1次,可在耳穴上放置3~7天,然后更换。贴压 5 次为 1 个疗程。贴压时,每天自行按压耳穴 3~4 次,每次 1~2min。

4. 注意事项

(1)孕妇不宜做耳贴。

(2)月经过多者,在月经期不宜做耳贴。

5. 禁忌

(1)耳郭局部有炎症、冻疮、破溃者,对耳穴贴压所使用的胶布或所使用的王不留行、油菜籽等过敏者,忌用本法。

(2)若为感染性病灶并已化脓破溃时禁止使用,皮肤病处于急性发病期时禁止使用。

(三)艾灸

1. 操作前准备

(1)器具:普通诊疗床、艾灸盒、打火机、一次性铺巾、毛毯。

(2)环境:保证室内空气流通、清洁卫生、室内安静、室温适宜。

(3)体位:选择患者舒适、能暴露操作部位、便于操作者治疗的体位。

(4)部位:单孔艾灸盒适合在四肢关节使用,多孔艾灸盒适合在身体平坦部位如腹部、背部、腰部使用。

（5）操作者：操作者在治疗时不可离开，需将易燃物品尽量远离已点燃的艾灸。

2. 操作方法与步骤　艾灸百会、隐白、关元、八髎。崩者在针刺治疗完毕后用艾条悬灸百会、隐白、关元。

3. 操作时间与疗程　每次 30min，每日艾灸 1 次，至血止。

4. 注意事项　注意避风保暖，及时补水。

5. 禁忌

（1）不宜在过饥、过饱、酒醉、大恐、大怒、大渴时施灸。

（2）灸后半小时内不应接触冷水。

（3）严重皮损者不宜艾灸。

第八节　围绝经期阴道炎

一、定义

当妇女进入围绝经期后随着年龄不断增长，体内雌激素分泌减少，这时阴道弹性和阴道润滑性降低、阴道黏膜分泌物减少，阴道内壁非常干燥，阴道呈萎缩状态。萎缩性阴道炎临床表现为外阴瘙痒、烧灼痛等症状，严重影响患者的生活质量。本病多为女子七七以后，机体功能衰退，天癸耗竭，精血亏少，或房劳多产伤肾，冲任亏虚，肝肾不足，湿热之邪乘虚而入所致。多数医家认为本病为本虚标实之证，以肝肾阴虚为本，湿热侵袭为标。萎缩性阴道炎虽有肝肾阴虚、血枯瘀阻之不同，但其根本是阴血不足，治疗重在滋补肝肾之阴精，佐以养血、化瘀、利湿止带之法。

二、治疗

（一）针刺

1. 操作前准备

（1）器具：普通诊疗床、碘伏、棉签、无菌针灸针、无菌棉球等。

（2）环境：保证室内空气流通、清洁卫生、室内安静、室温适宜。

(3)体位:选择患者舒适、能暴露操作部位、便于操作者治疗的体位。

(4)部位:根据穴位选择合适体位、暴露针刺局部皮肤。

(5)操作者:操作者双手须修剪指甲,用肥皂水清洗双手。操作时操作者双手温暖,精神专注,态度和蔼,争取患者的配合。

2.操作方法与步骤　主穴取关元、中极、大赫、子宫、肾俞及第5胸椎至第4腰椎夹脊穴。肾精亏虚型配合谷、太溪;肾虚肝郁型配气海、阳陵泉、三阴交、太冲;脾肾阳虚型配命门、次髎、地机、三阴交、足三里、血海。

3.操作时间与疗程　每次30min,每周针灸治疗5次,持续1个月。

4.注意事项

(1)治疗处有明显皮损者不宜进行治疗。

(2)针后不宜立即起身,可平躺或坐卧式休息10～15min后饮用少量温水。

(3)注意休息,避风寒。

5.禁忌

(1)长时间空腹、刚结束剧烈运动、醉酒者不宜立刻进行治疗。

(2)治疗后24h禁洗澡。

(二)熏洗

1.操作前准备

(1)器具:熏洗桶、毛毯。

(2)环境:保证室内空气流通、清洁卫生、室内安静、室温适宜。

(3)体位

1)全身熏洗:将煎好药液倒入熏蒸桶内,使患者坐于熏蒸桶内、药液没至颈部以下。

2)局部熏洗:会阴部置蹲于桶上,将于桶上,将毛巾围盖下肢及桶,使药液之热气熏蒸于患部,待药液不烫时,将会阴坐于桶中,浸入药液中泡洗。

(4)部位:充分暴露所需熏洗部位,并据此调整患者姿势。

(5)操作者:熏洗完毕清洁皮肤,擦干,观察患者皮肤情况,注意保暖。

2.操作方法与步骤

(1)生大黄15g,生黄精15g,生黄柏15g,蛇床子10g,车前草10g,土茯苓15g,苦参15g,薄荷10g。用法:用水煎煮中药约2500ml,过滤去中药渣滓,先熏蒸,后清洗外阴及阴道。

(2)金银花、鱼腥草、白花舌蛇草各 20g,连翘、白鲜皮、黄芪各 15g,苍术、黄柏、百部各 10g,制大黄 6～9g。

(3)苦参 60g,白鲜皮 30g,蛇床子 20g,地肤子 20g,明矾 6g,川椒 12g,苦参 30g,黄柏 30g,忍冬藤 30g,知母 12g。用清水 4000ml 煮沸 15～20min,去渣取药汁滤清。

3. 操作时间与疗程　熏洗 20min,每晚 1 次。

4. 注意事项

(1)熏洗治疗时应注意控制药物温度,不可太热,以免烫伤,也不可太冷,以免产生不良刺激。

(2)在熏洗时如有对药液过敏,及时停止熏洗且咨询主治医生。

(3)熏洗治疗要在医生指导下遵循辨证论治原则选方用药,同时更要遵照皮肤科外用药物的基本原则。

(4)熏洗后应马上用干净的毛巾擦干,注意保暖。

(5)应用本疗法,器具一般应专人专用,特别是用于皮肤病治疗,更当注意。

5. 禁忌

(1)若为感染性病灶并已化脓破溃时禁止使用。

(2)皮肤病处于急性发病期时禁止使用。

(3)对皮肤有刺激或腐蚀性的药物不宜使用。

(三)熏蒸

1. 操作前准备

(1)器具:治疗床、药物、毛毯。

(2)环境:保证室内空气流通、清洁卫生、室内安静、室温适宜。

(3)体位:患者躺于熏蒸床上,暴露熏洗部位,搭盖毛巾,使药液之热气熏蒸患部。

(4)部位:充分暴露所需熏洗部位,并据此调整患者姿势。

(5)操作者:熏洗完毕清洁皮肤,擦干,观察患者皮肤情况,注意保暖。

2. 操作方法与步骤

败酱草 40g,小茴香 10g,苍术 10g,益母草 20g,没药 15g,蒲黄 15g,五灵脂 10g,延胡索 10g,当归 20g,黄芪 15g,将配制好的中药研磨并放入汽疗罐内,加水至标准水位后加热 30min 产生蒸汽。患者俯卧于治疗机上,将蒸汽罩移至患者腰部,控制温度在 40℃左右。

3. 操作时间与疗程　隔日 1 次,2 周为 1 个疗程。

4. 注意事项

(1)采用全身熏蒸者要注意室温,尤其是在炎热的夏季,以防汗出过多,室内窒闷而晕厥,体质虚弱者尤须审慎。

(2)局部熏蒸时要注意温度,不可过烫,以防烫伤皮肤。水温一般在 70℃左右为宜,最好能保持恒温。

(3)药水直接接触皮肤亦易烫伤,当予避免。

(4)严寒季节应用本疗法,要注意保暖,尤其是局部熏蒸者,应在患部盖上毛巾或棉毯,防止受冷感冒。

(5)全身熏蒸者在治疗结束后应适当休息,待恢复后再离开。

(6)熏蒸时,为防止汗出过多所带来的不良后果,可在熏蒸时适当饮水。

(7)应用本疗法,器具一般应专人专用,特别是用于皮肤病治疗,更当注意。

5. 禁忌　皮肤病处于急性发病期时禁止使用。

第九节　围绝经期压力性尿失禁

一、定义

压力性尿失禁指腹压突然增加导致尿液不自主流出,但其不是由逼尿肌收缩压或膀胱壁对尿液的张力压所引起。因围绝经期卵巢功能衰退、雌激素分泌减少、盆底肌肉支持力及尿道括约肌张力下降,围绝经期妇女发生率明显上升,属于中医"遗尿""遗溺""小便不禁"等病证范畴。多因脾肾气(阳)虚,不能固摄膀胱,气机失调,膀胱开合失度所致。中医认为女子"七七"肾气衰,肾气由盛渐衰,天癸由少渐至衰竭,这是一个生理性的客观过程。若肾气衰、肾阳虚动态进展,渐至脾失温煦,运化失司,或气化不利,均可使水液代谢失调,出现遗尿、小便不禁诸症。

二、治疗

(一)针刺

1. 操作前准备

(1)器具:普通诊疗床、碘伏、棉签、无菌针灸针、无菌棉球等。

(2)环境:保证室内空气流通、清洁卫生、室内安静、室温适宜。

(3)体位:选择患者舒适、能暴露操作部位、便于操作者治疗的体位。

(4)部位:根据穴位选择合适体位、暴露针刺局部皮肤。

(5)操作者:操作者双手须修剪指甲,用肥皂水清洗双手。操作时操作者双手温暖,精神专注,态度和蔼,争取患者的配合。

2. 操作方法与步骤　中极、气海、肾俞、膀胱俞、三阴交、太溪及命门。根据患者胖瘦,进针1.5～3寸。

3. 操作时间与疗程　每次留针30min,每周治疗3次,共治疗5周。

4. 注意事项

(1)治疗处有明显皮损者不宜进行治疗。

(2)针后不宜立即起身,可平躺或坐卧式休息10～15min后饮用少量温水。

(3)注意休息,避风寒。

5. 禁忌

(1)长时间空腹、刚结束剧烈运动、醉酒者不宜立刻进行治疗。

(2)治疗后24h禁洗澡。

(二)艾灸

1. 操作前准备

(1)器具:普通诊疗床、艾灸盒、打火机、一次性铺巾、毛毯。

(2)环境:保证室内空气流通、清洁卫生、室内安静、室温适宜。

(3)体位:选择患者舒适、能暴露操作部位、便于操作者治疗的体位。

(4)部位:单孔艾灸盒适合在四肢关节使用,多孔艾灸盒适合在身体平坦部位如腹部、背部、腰部使用。

(5)操作者:操作者在治疗时不可离开,需将易燃物品尽量远离已点燃的艾灸。

2.操作方法与步骤 艾条灸气海、关元、中极,施灸时将艾条的一端点燃,对准应灸腧穴部位,艾条距离皮肤2～3cm,进行熏烤。熏烤以患者局部皮肤有温热感而无灼痛为度。

3.操作时间与疗程 一般每处灸5～7min,共20min左右,隔日1次,20次为1个疗程。

4.注意事项 注意避风保暖,及时补水。

5.禁忌

(1)不宜在过饥、过饱、酒醉、大恐、大怒、大渴时施灸。

(2)灸后半小时内不应接触冷水。

(3)严重皮损者不宜艾灸。

第十节 围绝经期骨质疏松

一、定义

围绝经期女性因为卵巢储备功能下降,雌激素分泌减少,在此时间段易发生骨质疏松。骨质疏松是围绝经期妇女最常发生的代谢性骨病,可增加骨折发生风险,对患者的生理健康及生活质量造成严重影响。查阅相关古籍,中医学虽无"骨质疏松"这一名词,根据其临床表现,与"骨痿""骨痹""骨枯""骨痛""虚劳"等类似。肾精亏耗,肾精不足则无法濡养骨髓,使得髓腔空虚,临床可以表现为腰背部疼痛、四肢乏力。再者,肾为先天之本,肾为生气之根,而先天之肾是津液的主体,其所化生之元气可通过三焦流行于全身,推动及调控身体的各项生理活动,故其受损则可导致关节屈伸不利、酸痛,由此可进一步演变成骨质疏松。

二、治疗

(一)艾灸

1.操作前准备

(1)器具:普通诊疗床、艾灸盒、打火机、一次性铺巾、毛毯。

(2)环境:保证室内空气流通、清洁卫生、室内安静、室温适宜。

(3)体位:选择患者舒适、能暴露操作部位、便于操作者治疗的体位。

(4)部位:单孔艾灸盒适合在四肢关节使用,多孔艾灸盒适合在身体平坦部位如腹部、背部、腰部使用。

(5)操作者:操作者在治疗时不可离开,需将易燃物品尽量远离已点燃的艾灸。

2. 操作方法与步骤　取肾俞、大杼、足三里、悬钟、三阴交,针刺可降低血管紧张度,提高血管弹性,稳定血液系统,加上艾绒燃烧产生的热与艾绒的药理作用,使得患者气血畅旺。

3. 操作时间与疗程　一般每处灸 5～7min,共 20min 左右,隔日 1 次,20 次为 1 个疗程。

4. 注意事项　注意避风保暖,及时补水。

5. 禁忌

(1)不宜在过饥、过饱、酒醉、大恐、大怒、大渴时施灸。

(2)灸后半小时内不应接触冷水。

(3)严重皮损者不宜艾灸。

(二)推拿

1. 操作前准备

(1)器具:按摩床、推拿油、一次性铺巾、毛毯。

(2)环境:保证室内空气流通、清洁卫生、室内安静、室温适宜。

(3)体位:选择患者舒适、能暴露操作部位、便于操作者治疗的体位。

(4)部位:根据穴位选择合适体位,若天气寒冷可酌情穿轻薄衣物,不必裸露皮肤。

(5)操作者:操作者一定要修剪指甲、清洁双手,操作者按摩前一定要先将自己的双手搓热保证双手温暖。

2. 操作方法与步骤　轻度按摩法及揉擦法进行推拿治疗,以患者腰脊部为刺激点及中心,选择至阳、委中、背俞及腰阳关等。

3. 注意事项

(1)由于按摩时患者容易入睡,所以宜准备毛毯覆盖患者躯体以防着凉。

(2)按摩时可以根据患者的情况准备一些相应的按摩介质,如为婴幼儿或者年老体弱者按摩时可以准备一些麻油或者植物油等。

（3）指甲太长容易损伤患者的皮肤，指甲过短又可能影响按压穴位时的力道，为此应该确保指甲与指腹顶端平齐最好。

（4）操作者在按摩前要清洁双手，摘掉有可能影响按摩的物品，如戒指、手表、手链等。

4. 禁忌　按摩部位出现骨性病变、肌肉劳损、筋膜粘连者，应先进行治疗，待病症痊愈或明显缓解后再进行推拿。

（三）针刺

1. 操作前准备

（1）器具：普通诊疗床、碘伏、棉签、无菌针灸针、无菌棉球等。

（2）环境：保证室内空气流通、清洁卫生、室内安静、室温适宜。

（3）体位：选择患者舒适、能暴露操作部位、便于操作者治疗的体位。

（4）部位：根据穴位选择合适体位、暴露针刺局部皮肤。

（5）操作者：操作者双手须修剪指甲，用肥皂水清洗双手。操作时操作者双手温暖，精神专注，态度和蔼，争取患者的配合。

2. 操作方法与步骤

取穴：取肾俞、关元、太溪。

操作：令患者呼气时将毫针缓慢刺入，得气后行重插轻提手法 1min，而后留针 30min，其间行针 1 次，出针时令患者吸气，将针疾速提至皮下，出针后揉按针孔。

3. 操作时间与疗程　隔日1次，3 个月为 1 个疗程，休息 10 日后继续下个疗程，共治疗 2 个疗程。

4. 注意事项

（1）治疗处有明显皮损者不宜进行治疗。

（2）针后不宜立即起身，可平躺或坐卧式休息 10～15min 后饮用少量温水。

（3）注意休息，避风寒。

5. 禁忌

（1）长时间空腹、刚结束剧烈运动、醉酒者不宜立刻进行治疗。

（2）治疗后 24h 禁洗澡。

（四）敷贴

1. 操作前准备

（1）器具：普通诊疗床、治疗盘、胶带、药膏。

（2）环境：保证室内空气流通、清洁卫生、室内安静、室温适宜。

（3）体位：选择患者舒适、能暴露操作部位、便于操作者治疗的体位。

（4）部位：根据选定部位从上至下依次敷贴。

（5）操作者：随时观察病情，发现异常立刻停止敷贴。治疗完成后，协助患者整理衣着，整理物品。

2. 操作方法与步骤　将附子、公丁香、肉桂、人参、细辛、皂荚、冰片研磨成粉，混匀备用。穴位选择为双侧肾经穴。

3. 操作时间与疗程　每天 1 次，5 次为 1 个疗程，间隔 2 日进入下 1 个疗程。

4. 注意事项

（1）患者敷贴过程中如出现局部灼热瘙痒等不适症状应立即停止治疗。

（2）治疗期间饮食保持清淡，避免辛辣刺激、燥热易发食物（羊肉、狗肉、海鲜等）。

5. 禁忌　对敷贴药物有过敏史、严重皮肤病和皮肤破损、疾病发作期（发热、黄疸等）患者不能敷贴治疗。

第十一节　围绝经期阿尔茨海默病

一、定义

阿尔茨海默病或称为脑退化症，是一种持续性神经功能障碍。中医认为本病多因先天不足，或年迈体虚，或后天失养，以及六淫、七情、疫毒等，导致髓海不足，神机失用。也可以归为年老肾衰、禀赋不足、后天失养、七情内伤和久病邪留。基本病机为髓海渐空，元神失养；或邪扰清窍，神机失用。病位在脑，病理性质为本虚标实。

二、治疗

(一)针刺

1. 操作前准备

(1)器具:普通诊疗床、碘伏、棉签、无菌针灸针、无菌棉球等。

(2)环境:保证室内空气流通、清洁卫生,室内安静、室温适宜。

(3)体位:选择患者舒适、能暴露操作部位、便于操作者治疗的体位。

(4)部位:根据穴位选择合适体位、暴露针刺局部皮肤。

(5)操作者:操作者双手须修剪指甲,用肥皂水清洗双手。操作时操作者双手温暖,精神专注,态度和蔼,争取患者的配合。

2. 操作方法与步骤　针刺选取百会、风池、太溪和四神聪、水沟、神门,两组交替。百会、四神聪、太溪用捻转补法;风池、水沟、神门用捻转平补平泻法。

3. 操作时间与疗程　每次留针 30min,每日 1 次,每周 5 次,30 日为 1 个疗程。

4. 注意事项

(1)治疗处有明显皮损者不宜进行治疗。

(2)针后不宜立即起身,可平躺或坐卧式休息 10～15min 后饮用少量温水。

(3)注意休息,避风寒。

5. 禁忌

(1)长时间空腹、刚结束剧烈运动、醉酒者不宜立刻进行治疗。

(2)治疗后 24h 禁洗澡。

(二)推拿

1. 操作前准备

(1)器具:按摩床、推拿油、一次性铺巾、毛毯。

(2)环境:保证室内空气流通、清洁卫生、室内安静、室温适宜。

(3)体位:选择患者舒适、能暴露操作部位、便于操作者治疗的体位。

(4)部位:根据穴位选择合适体位。若天气寒冷可酌情穿轻薄衣物,不必裸露皮肤。

（5）操作者：操作者一定要修剪指甲、清洁双手，操作者按摩前一定要先将自己的双手搓热保证双手温暖。

2. 操作方法与步骤　对大椎、肾俞、脾俞、太冲进行按摩。

3. 操作时间与疗程　每日 2～3 次，每次按摩 5～10min，15 日为 1 个疗程，共治疗 2 个疗程。

4. 注意事项

（1）由于按摩时患者容易入睡，宜准备毛毯覆盖患者躯体以防着凉。

（2）按摩时可以根据患者情况准备一些相应的按摩介质，如为婴幼儿或者年老体弱者按摩时可以准备一些麻油或者植物油等。

（3）指甲太长容易损伤患者的皮肤，指甲过短又可能影响按压穴位时的力道，为此应该确保指甲与指腹顶端平齐最好。

（4）操作者在按摩前要清洁双手，摘掉有可能影响按摩的物品，如戒指、手表、手链等。

5. 禁忌　按摩部位出现骨性病变、肌肉劳损、筋膜粘连者，应先进行治疗待病症痊愈或明显缓解后再进行推拿。

（三）刮痧

1. 操作前准备

（1）器具：普通诊疗床、刮痧板、刮痧油、毛毯。

（2）环境：保证室内空气流通、清洁卫生、室内安静、室温适宜。

（3）体位：选择既能便于刮痧操作，又能充分暴露被刮部位，患者肌肉放松，可保持配合刮痧体位一段时间。具体体位参考第一节围绝经期月经紊乱二、治疗（五）刮痧。

（4）部位：充分暴露需刮痧的部位，涂擦刮痧油。

（5）操作者：刮痧结束后擦净刮痧油渍，叮嘱患者穿衣保暖、喝适量温开水，1h 内禁止外出或接触凉水。

2. 操作方法与步骤　采取患者腰部和背部的膀胱经穴，对命门、胃俞、肾俞、心俞、脾俞等部位进行刮痧治疗。

3. 操作时间与疗程　每周治疗 1 次，总疗程为 4 周。

4. 注意事项

（1）刮痧完应该休息片刻，饮 1 杯温开水，不要立即洗澡或者是外出受

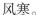

风寒。

（2）若因刮痧导致的皮损，待结痂后方可洗澡，且不宜大力揉搓皮损处。

（3）刮痧时应注意室内温度不宜过低。

5. 禁忌

（1）饱腹、饥饿或者是极度劳累、极度虚弱或大怒的情况下，均不适宜立即刮痧。

（2）如果皮肤局部有皮损、溃疡、疱疹等，不建议刮痧。

（3）对严重的器质性疾病及血液系统疾病患者，也不建议刮痧。

第十二节　围绝经期动脉硬化

一、定义

动脉硬化是动脉的一种非炎症性病变，是动脉管壁增厚、变硬、失去弹性和管腔狭小的退行性和增生性病变的总称，常见的有动脉粥样硬化、动脉中层钙化和小动脉硬化。中年女性心血管疾病的发病较中年男性低，绝经后女性发病率逐渐上升，65～70岁女性发病率与男性相当。中医认为，由于久病，正气不足，脾虚失运，水谷精微不化，聚湿生痰，凝为浊脂，浊脂积聚，变为血中之痰浊。加之脏腑功能失调，气虚则血行不畅，血滞成瘀，痰借血体，血借痰凝，痰瘀互结，沉着于血脉，最终导致动脉硬化的形成。这表明痰瘀互结，沉积血脉是动脉硬化的关键病机。

二、治疗

（一）针灸

1. 操作前准备

（1）器具：普通诊疗床、碘伏、棉签、无菌针灸针、无菌棉球等。

（2）环境：室内空气流通、清洁卫生、室内安静、室温适宜。

（3）体位：选择患者舒适、能暴露操作部位、便于操作者治疗的体位。

（4）部位：根据穴位选择合适体位、暴露针刺局部皮肤。

（5）操作者：操作者双手须修剪指甲，用肥皂水清洗双手。操作时操作者双手温暖，精神专注，态度和蔼，争取患者的配合。

2. 操作方法与步骤

（1）主穴取人迎、内关；辅穴取风池、丰隆、足三里、膻中。

操作：人迎沿颈动脉壁直刺，进针 15～20mm，施捻转补法，留针时可见针身随颈动脉搏动而动；内关直刺，进针 20～30mm，施平补平泻；风池直刺，进针 15～20mm，施小幅度、高频率捻转补法；丰隆直刺，进针 20～30mm，施捻转泻法；足三里直刺进针 20～30mm，施捻转补法，得气后将直径 1.8cm、长 2.0cm 的艾卷置于针柄上，点燃后自行燃尽，灸 1 壮；膻中针尖向下平刺，行捻转泻法。以上穴位均得气后留针 30min，每日 1 次。

（2）取穴百会、印堂、人迎、内关、阳陵泉。

操作：取仰卧位，常规消毒上述穴位后，选取一次性针灸针，百会、印堂呈 30° 斜刺进针，其余穴位直刺进针。进针后行捻转手法 10～20s，平补平泻，以患者自觉局部有酸麻胀重的得气感为度。人迎以见针体随动脉搏动而摆动为度。针刺深度为 2～3 寸。

3. 操作时间与疗程　每次留针 30min，每周治疗 2 次，共治疗 3 个月。

4. 注意事项

（1）治疗处有明显皮损者不宜进行治疗。

（2）针后不宜立即起身，可平躺或坐卧式休息 10～15min 后饮用少量温水。

（3）注意休息，避风寒。

5. 禁忌

（1）长时间空腹、刚结束剧烈运动、醉酒者不宜立刻进行治疗。

（2）治疗后 24h 禁洗澡。

（二）推拿

1. 操作前准备

（1）器具：按摩床、推拿油、一次性铺巾、毛毯。

（2）环境：保证室内空气流通、清洁卫生、室内安静、室温适宜。

（3）体位：选择患者舒适、能暴露操作部位、便于操作者治疗的体位。

（4）部位：根据穴位选择合适体位。若天气寒冷可酌情穿轻薄衣物，不必裸露皮肤。

(5)操作者

1)头颈部：医生站在患者身后左侧，左手扶患者前额，右手五指自然分开，中指对正头部中线（督脉），指掌紧贴头皮，五指端由前头发际向后头部做抓搔动作3～5遍。用拇指罗纹面抹胸锁乳突肌后缘及后项筋外侧缘，自上而下，每条肌腱抹20次，左右两侧相同。医生转站在患者前面，用双手拇指罗纹面交替向上推天门（自印堂至上星）20～30次。双手拇指分别两侧按掐晴明、迎香、人中、承浆，转向太阳至风池穴。用拇指桡侧少商穴推患者侧头部，分三条线（足太阳膀胱经和足少阳胆经在头部的走行）进行，每条线从前向后至风池推3遍。用中指、示指罗纹面或指端按点玉枕部3～5次。以双手大鱼际按太阳，循侧头部（足少阳胆经）移向风池，随后用两手掌根提挤后项筋3～5次。

2)躯干部：操作者站在患者身旁，一手扶其肩部，另一手五指并扰，平掌横擦胸、腹及背部，擦时自上而下，前面至脐，后面至腰骶，前后各擦3遍。一侧擦完，操作者再转到对侧操作。

3)上肢部操作者一手平托患者上肢，另一手拇指与示指作对称性地拿捏三角肌，分内、中、外三束，每束自上而下拿捏3遍。然后，用拇、示、中指分别拿按肘部各经合穴（曲池、曲泽、尺泽、小海、少海、天井）3～5次，向下循按手三里、太渊、大陵、神门、阳池诸穴。拿合谷，捋五指，前后摇运环转上肢各3次，抖而搓之。然后操作者再转到患者另侧操作。

2. 注意事项

(1)由于按摩时患者容易入睡，宜准备毛毯覆盖患者躯体以防着凉。

(2)按摩时可以根据患者情况准备一些相应的按摩介质，如为婴幼儿或者年老体弱者按摩时可以准备一些麻油或者植物油等。

(3)指甲太长容易损伤患者皮肤，指甲过短又可能影响按压穴位时的力道，为此应该确保指甲与指腹顶端平齐最好。

(4)操作者在按摩前要清洁双手，同时摘掉有可能影响按摩的物品，如戒指、手表、手链等。

3. 禁忌　按摩部位出现骨性病变、肌肉劳损、筋膜粘连者，应先进行治疗，待病症痊愈或明显缓解后再进行推拿。

（三）艾灸

1. 操作前准备

（1）器具：普通诊疗床、艾灸条、打火机、一次性铺巾、毛毯。

（2）环境：保证室内空气流通、清洁卫生、室内安静、室温适宜。

（3）体位：选择患者舒适、能暴露操作部位、便于操作者治疗的体位。

（4）部位：单孔艾灸盒适合在四肢关节使用，多孔艾灸盒适合在身体平坦部位如腹部、背部、腰部使用。

（5）操作者：操作者在治疗时不可离开，需将易燃物品尽量远离已点燃的艾灸。

2. 操作方法与步骤　选穴曲池、外关、足三里，并用无瘢痕直接灸，以局部皮肤充血红晕为度。艾条悬灸取穴百会、风池、足三里、太溪、三阴交、照海、承山。

3. 操作时间与疗程　每次约 15min，每天 1 次，疗程为 2 周。

4. 注意事项　注意避风保暖，及时补水。

5. 禁忌

（1）不宜在过饥、过饱、酒醉、大恐、大怒、大渴时施灸。

（2）灸后半小时内不应接触冷水。

（3）严重皮损者不宜艾灸。

（四）熏蒸

1. 操作前准备

（1）器具：治疗床、药物、毛毯。

（2）环境：保证室内空气流通、清洁卫生、室内安静、室温适宜。

（3）体位：患者躺于熏蒸床，暴露熏洗部位，搭盖毛巾，使药液之热气熏蒸患部。

（4）部位：充分暴露所需熏洗部位，并据此调整患者姿势。

（5）操作者：熏洗完毕清洁皮肤，擦干，观察患者皮肤情况，注意保暖。

2. 操作方法与步骤　熏蒸以温经散寒，化瘀祛湿为主。

方药：当归尾 25g，红花 15g，苏木 15g，三棱 15g，丹参 30g，鸡血藤 20g，木通 15g，汉防己 20g，桂枝 15g，生牛膝 15g，伸筋草 20g，透骨草 20g，川芎 10g，蜈蚣 3 条，地龙 10g，僵蚕 10g。

3. 操作时间与疗程　每次 30min,每天 1 次,治疗温度 40℃。

4. 注意事项

(1)采用全身熏蒸者要注意室温,尤其是在炎热的夏季,以防汗出过多,室内窒闷而晕厥,体质虚弱者尤须审慎。

(2)局部熏蒸时要注意温度,不可过烫,以防烫伤皮肤。水温一般在 70℃左右为宜,最好能保持恒温。

(3)药水直接接触皮肤亦易烫伤,当予避免。

(4)严寒季节应用本疗法,要注意保暖,尤其是局部熏蒸者,应在患部盖上毛巾或棉毯,防止受冷感冒。

(5)全身熏蒸者在治疗结束后应适当休息,待恢复后再离开。

(6)熏蒸时,为防止汗出过多所带来的不良后果,可在熏蒸时适当饮水。

(7)应用本疗法,器具一般应专人专用,特别是用于皮肤病治疗,更当注意。

5. 禁忌　皮肤病处于急性发病期时禁止使用。

(五)敷贴

1. 操作前准备

(1)器具:普通诊疗床、治疗盘、胶带、药膏。

(2)环境:保证室内空气流通、清洁卫生、室内安静、室温适宜。

(3)体位:取得患者理解,选合适体位,松解衣物,暴露敷贴位置,注意保暖。

(4)部位:根据选定部位从上至下依次敷贴。

(5)操作者:随时观察病情,发现异常立刻停止敷贴。治疗完成后,协助患者整理衣着,整理物品。

2. 操作方法与步骤　将丹参 12g,乳香 12g,没药 12g,泽泻 12g,肉桂 6g,地龙 10g,冰片 8g,研成粉末,干燥备用,患者用时取 3g,用醋调成圆饼状(直径约 2cm,厚 4cm),每晚临睡时用医用输液贴胶布将小块的药膏粘贴于足心涌泉穴,白昼除去。

3. 操作时间与疗程　每日 1 次,每次敷 1 足,两足交替敷贴,每敷贴 6 日停用 1 日,4 周为 1 个疗程,观察疗程为 6 个月。

4. 注意事项

(1)患者敷贴过程中如出现局部灼热瘙痒等不适症状应立即停止治疗。

(2)治疗期间饮食保持清淡,避免辛辣刺激、燥热易发食物(羊肉、狗肉、海鲜等)。

5. 禁忌　对敷贴药物有过敏史、严重皮肤病和皮肤破损者、疾病发作期(发热、黄疸等)患者不能敷贴治疗。

第十三节　围绝经期冠心病

一、定义

中医认为,围绝经期冠心病根于脾肾,基于痰瘀,发于毒,变于肝。脾肾两虚是女性围绝经期冠心病发病的内在基础,痰瘀互阻是该病的病理改变,毒损心络是该病的关键环节,肝失条达是该病的直接诱因。围绝经期冠心病的病位在心,其发病与肝、脾、肾三脏均有一定的联系。女性进入围绝经期,脏腑功能失调,心气易滞,七情过激,疏泄不及,肝气郁结,则心肝失调,木不生火,心血为之郁阻,心脉不畅而成胸痹。

二、治疗

(一)针刺

1. 操作前准备

(1)器具:普通诊疗床、碘伏、棉签、无菌针灸针、无菌棉球等。

(2)环境:保证室内空气流通、清洁卫生、室内安静、室温适宜。

(3)体位:选择患者舒适、能暴露操作部位、便于操作者治疗的体位。

(4)部位:根据穴位选择合适体位、暴露针刺局部皮肤。

(5)操作者:操作者双手须修剪指甲,用肥皂水清洗双手。操作时操作者双手温暖,精神专注,态度和蔼,争取患者的配合。

2. 操作方法与步骤

(1)心俞、肾俞、膈俞、人中、膻中、内关、郄门、足三里、三阴交。患者坐位,向脊柱方向斜刺 1.0～1.5 寸,心俞、肾俞用捻转补法,膈俞施捻转提插平补平泻法,令针感向深部传导。

(2)患者仰卧,人中向鼻中隔斜刺 0.5 寸并单向捻转 180° 后,施小幅度提插平补平泻法,频率为 120～150 次 /min;膻中向下 30° 斜刺 0.5 寸,施捻转泻法;内关、郄门、足三里直刺 0.5～1.0 寸,施小幅度捻转提插补法;三阴交直刺 0.8～1.0 寸,施捻转提插平补平泻法;其中足三里、三阴交针刺得气后接通电针仪,强度以患者舒适为度。

(3)取膻中及双侧内关、郄门、足三里、心俞穴。患者先取仰卧位,常规消毒后针刺,内关、郄门直刺 0.5～0.8 寸,膻中平刺 0.3～0.5 寸,足三里直刺 1～1.5 寸,得气后行平补平泻手法约 1min,留针 30min。起针后,患者取俯卧位,采用毫针针刺心俞,要求向脊柱方向斜刺 1～1.2 寸。

3. 操作时间与疗程　留针 15～20min,其间每隔 5min 行针 1 次。每日治疗 2 次,患者在住院期间坚持治疗 4 周。

4. 注意事项

(1)治疗处有明显皮损者不宜进行治疗。

(2)针后不宜立即起身,可平躺或坐卧式休息 10～15min 后饮用少量温水。

(3)注意休息,避风寒。

5. 禁忌

(1)长时间空腹、刚结束剧烈运动、醉酒者不宜立刻进行治疗。

(2)治疗后 24h 禁洗澡。

(二)推拿

1. 操作前准备

(1)器具:按摩床、推拿油、一次性铺巾、毛毯。

(2)环境:保证室内空气流通、清洁卫生、室内安静、室温适宜。

(3)体位:选择患者舒适、能暴露操作部位、便于操作者治疗的体位。

(4)部位:根据穴位选择合适体位,若天气寒冷可酌情穿轻薄衣物,不必裸露皮肤。

(5)操作者:操作者一定要修剪指甲、清洁双手,操作者按摩前一定要先将自己的双手搓热保证双手温暖。

2. 操作方法与步骤　取膻中、心俞、厥阴俞、内关、神门,胸部任脉循行部位及背部督脉、太阳经循行部位。患者取俯卧位,以一指禅推法结合指按、揉法在心俞和厥阴俞操作,各 3min;小鱼际擦背部,透热为度。患者仰卧位,以一指禅推法结合指按、揉法在膻中和内关操作,各 3min;横擦前胸部,透热为度。

3. 注意事项

(1)由于按摩时患者容易入睡,宜准备毛毯覆盖患者躯体以防着凉。

(2)按摩时可以根据患者的情况准备一些相应的按摩介质,如为婴幼儿或者年老体弱者按摩时可以准备一些麻油或者植物油等。

(3)指甲太长容易损伤患者的皮肤,指甲过短又可能影响按压穴位时的力道,为此应该确保指甲与指腹顶端平齐最好。

(4)操作者在按摩前要清洁双手,摘掉有可能影响按摩的物品,如戒指、手表、手链等。

4. 禁忌　按摩部位出现骨性病变、肌肉劳损、筋膜粘连者,应先进行治疗,待病症痊愈或明显缓解后再进行推拿。

(三)艾灸

1. 操作前准备

(1)器具:普通诊疗床、艾灸条、打火机、一次性铺巾、毛毯。

(2)环境:保证室内空气流通、清洁卫生、室内安静、室温适宜。

(3)体位:选择患者舒适、能暴露操作部位、便于操作者治疗的体位。

(4)部位:单孔艾灸盒适合在四肢关节使用,多孔艾灸盒适合在身体平坦部位如腹部、背部、腰部使用。

(5)操作者:施灸者在治疗时不可离开,需将易燃物品尽量远离已点燃的艾灸。

2. 操作方法与步骤　艾灸预处理取穴:百会、膻中、内关、丰隆、足三里。

3. 操作时间与疗程　每个穴位灸 10min,每天 1 次,连续治疗 10 日后间歇 5 日,再行下一个治疗周期,每 2 个治疗周期为 1 个疗程。

4. 注意事项　注意避风保暖,及时补水。

5. 禁忌

（1）不宜在过饥、过饱、酒醉、大恐、大怒、大渴时施灸。

（2）灸后半小时内不应接触冷水。

（3）严重皮损者不宜艾灸。

（四）拔罐

1. 操作前准备

（1）器具：普通诊疗床、火罐（若走罐需润滑剂、针罐需采血针）、95%乙醇、酒精灯、无菌棉花、镊子、打火机。

（2）环境：保证室内空气流通、清洁卫生、室内安静、室温适宜，酒精灯附近勿放置易燃易爆品。

（3）体位：根据拔罐部位，采取使患者感到舒适，肌肉能够放松，施术部位充分暴露，又能持久、便于操作的体位。具体体位参考第一节围绝经期月经紊乱二、治疗（四）拔罐。

（4）部位：在选好的治疗部位上先用纱布浸温水洗净患部，再以干纱布擦干，为防止发生烫伤，一般不用乙醇或碘酒消毒，不过要待皮肤干燥后再行拔罐（水煮法、抽气法、蒸气法不在此限）。

（5）操作者：在治疗过程中，应仔细询问病史，详细检查，耐心解释，态度和蔼，精神集中，争取患者的合作，以免患者产生恐惧心理，或不愿意接受本疗法的治疗，或不能连续治疗而影响效果。

2. 操作方法与步骤　心俞、大椎处点刺同时配合拔罐，出血色暗红，首次治疗后患者立感颈部疼痛减轻。

3. 操作时间与疗程　留罐 10～15min，1 周一次，连续治疗 4 次。

4. 注意事项

（1）拔罐时间不宜过长，易起水疱；血液疾病、皮肤疾病、传染病、皮肤破溃者不能拔罐。

（2）准备治疗皮肤损伤、晕罐等意外情况的药品和器械。

（3）如因治疗需要，必须在有毛发的地方或毛发附近拔罐时，为防止引火烧伤皮肤造成感染，应行剃毛，然后在施罐部位涂适量的凡士林或采用面垫。

（4）若施罐部位凸凹不平或有多头痛、溃疡等，宜采用面垫法。

5. 禁忌

（1）大血管部位不能拔罐。

（2）拔罐后 24h 内禁洗澡。

（五）刮痧

1. 操作前准备

（1）器具：普通诊疗床、刮痧板、刮痧油、毛毯。

（2）环境：保证室内空气流通、清洁卫生、室内安静、室温适宜。

（3）体位：选择既能便于刮痧操作，又能充分暴露被刮部位，患者肌肉放松，可保持配合刮痧体位一段时间。具体体位参考第一节围绝经期月经紊乱二、治疗（五）刮痧。

（4）部位：充分暴露需刮痧的部位，涂擦刮痧油。

（5）操作者：刮痧结束后擦净刮痧油渍，叮嘱患者穿衣保暖、喝适量温开水，1h 内禁止外出或沾凉水。

2. 操作方法与步骤　刮痧油均匀涂抹于刮拭部位。督脉：大椎——至阳；膀胱经：心俞——膈俞；任脉：膻中——中庭；上肢（心包经）：曲泽、郄门——内关。温灸刮痧手法，以补法为主速度宜慢、力度小、时间短（小于 20min）。

3. 操作时间与疗程　频次每周 2 次（如出痧较多以退痧为主），温灸刮痧疗程为 14 日。

4. 注意事项

（1）刮痧完应该休息片刻，饮 1 杯温开水，不要立即洗澡或者是外出受风寒。

（2）若因刮痧导致的皮损，待结痂后方可洗澡，且不宜大力揉搓皮损处。

（3）刮痧时应注意室内温度不宜过低。

5. 禁忌

（1）饱腹、饥饿或者是极度劳累、极度虚弱或大怒的情况下，均不适宜立即刮痧。

（2）如果皮肤局部有皮损、溃疡、疱疹等，不建议刮痧。

（3）对严重的器质性疾病及血液系统疾病患者，也不建议刮痧。

（六）敷贴

1. 操作前准备

（1）器具：普通诊疗床、治疗盘、胶带、药膏。

（2）环境：保证室内空气流通、清洁卫生、室内安静、室温适宜。

（3）体位：取得患者理解，选合适体位，松解衣物，暴露敷贴位置，注意保暖。

（4）部位：根据选定部位从上至下依次敷贴。

（5）操作者：随时观察病情，发现异常立刻停止敷贴，治疗完成后，协助患者整理衣着，整理物品。

2. 操作方法与步骤　取患者双侧心俞、双侧内关穴、膻中穴。

方药组成：延胡索、冰片，按照 1 ∶ 1 的比例组成。

先将药物烘干，粉碎，过 80～120 目筛，备用。敷贴时取生药粉用饴糖调成较干稠膏状，药物应在使用的当日制备，或者置冰箱冷藏室备用。药物制备过程要求在无菌、清洁、常温环境下进行。

敷贴方法：先将敷贴部位用 75% 乙醇或碘伏常规消毒，然后取直径 1cm、高 0.5cm 左右的药饼，将药物贴于穴位上，用 5cm×5cm 的医用胶布固定。

3. 操作时间与疗程　2 日更换 1 次，14 日为 1 个疗程。

4. 注意事项

（1）患者敷贴过程中如出现局部灼热瘙痒等不适症状应立即停止治疗。

（2）治疗期间饮食保持清淡，避免辛辣刺激、燥热易发食物（羊肉、狗肉、海鲜等）。

5. 禁忌　对敷贴药物有过敏史、严重皮肤病和皮肤破损者、疾病发作期（发热、黄疸等）患者不能敷贴治疗。

（七）熏洗

1. 操作前准备

（1）器具：熏蒸桶、毛毯。

（2）环境：保证室内空气流通、清洁卫生、室内安静、室温适宜。

（3）体位

1）全身熏洗：将煎好药液倒入熏蒸桶内，使患者坐于熏蒸桶内，药液没至颈部以下。

2）四肢熏洗：将上肢或下肢架于桶上，将毛巾围盖肢体及桶，使药液之热气熏蒸于患部，待药液不烫时，将患部浸入药液中泡洗。

3）局部熏洗：患者躺于熏蒸床，暴露熏洗部位，搭盖毛巾，使药液之热气熏蒸患部。

（4）部位：充分暴露所需熏洗部位，并据此调整患者姿势。

（5）操作者：熏洗完毕清洁皮肤，擦干，观察患者皮肤情况，注意保暖。

2. 操作方法与步骤　选用白芷 15g，胆南星 15g，红花 15g，清半夏 15g，吴茱萸 15g。将以上药物研磨成粉，与 100℃热水混匀后对足部进行熏蒸。

3. 操作时间与疗程　熏蒸 15min，待水温降至 40℃后浸泡双脚，时间为 20min，每日 1 次。

4. 注意事项

（1）熏洗治疗时应注意控制药物温度，不可太热，以免烫伤，也不可太冷，以免产生不良刺激。

（2）在熏洗时如有对药液过敏，及时停止熏洗且咨询主治医生。

（3）熏洗治疗要在医生指导下遵循辨证论治原则选方用药，同时更要遵照皮肤科外用药物的基本原则。

（4）熏洗后应马上用干净的毛巾擦干，注意保暖。

（5）应用本疗法，器具一般应专人专用，特别是用于皮肤病治疗，更当注意。

5. 禁忌

（1）若为感染性病灶并已化脓破溃时禁止使用。

（2）皮肤病处于急性发病期时禁止使用。

（3）对皮肤有刺激或腐蚀性的药物不宜使用。